Les Cahiers Dr. Good! Michel Cymes

W0324668

Carole Garnier

# Je fais la paix avec mon ventre

Illustrations :
Léonie Després (intérieur)
Kei Lam (couverture)

SOLAR EDITIONS

# Sommaire



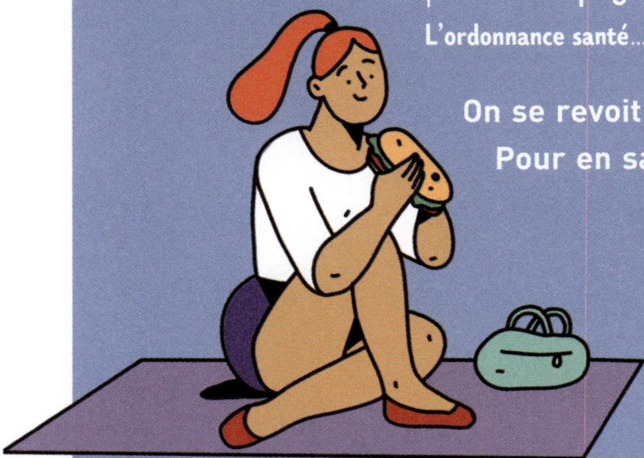

# Le mot de Michel Cymes

Pas facile, de causer intestin, ballonnements, et de tout ce qui se passe derrière la porte des toilettes ! On aimerait bien ne pas en parler du tout, d'ailleurs, que tout cela ne soit que paillettes et pétales de roses. Manque de chance, ce n'est pas tout à fait le cas et, souvent, nos intestins nous jouent de drôles de tours à grand renfort de bruits, d'odeurs et de douleurs, et ce parfois depuis des années. À croire qu'être en paix avec eux relève de l'exception. Du coup, nous avons tendance à penser que ces troubles sont une fatalité, qu'il faut vivre avec, que c'est comme ça.

Sauf que, en réalité, il est toujours possible d'atténuer les symptômes, voire de les faire disparaître, simplement en prêtant attention à son corps, en revoyant certaines de nos habitudes alimentaires ou notre façon de vivre (bouger, dormir, gérer son stress…). Vous n'êtes pas convaincus ? Je vous promets qu'il est possible de faire la paix, ou au moins des trêves, avec ses intestins. Pour retrouver un meilleur moral et un meilleur confort de vie, avec soi… et avec les autres !

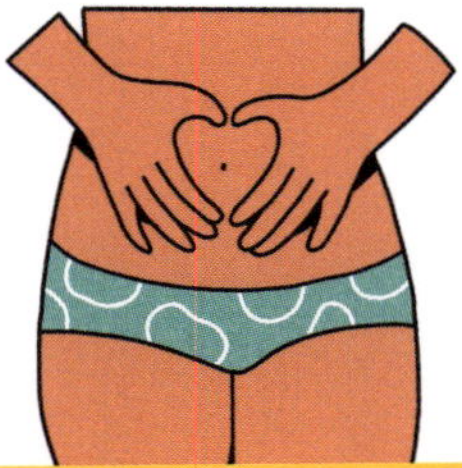

L'autodiagnostic

# Où en êtes-vous avec votre intestin ?

**Et vous, comment ça se passe, de ce côté ? Plutôt embouteillages façon périph aux heures de pointe, ambiance ballon de baudruche ou encore guerre ouverte quel que soit le menu ? Faites le test et déterminez votre profil.**

**Concombre, carottes râpées, chou rouge en salade… En entrée, cap sur les crudités.**

- Les quoi ? Non, passons plutôt directement au plat, merci.
- Vous en mangez tous les midis, voire midi et soir, mais elles ne vous le rendent pas très bien.
- Ça dépend, certaines passent (carottes, concombre pelé et épépiné), mais pas le chou ni les champignons, par exemple.

**Au petit déjeuner, vous êtes plutôt :**

- Café et croissant, en arrivant au bureau. Ou rien si vous n'avez pas faim ou pas le temps.
- Porridge de flocons d'avoine au lait d'amande : vous avez arrêté le lait de vache il y a belle lurette et vous digérez beaucoup mieux depuis.
- Fromage blanc, fruits frais et tartines de pain complet.

**Votre dîner type, le soir en semaine :**

- Vous n'avez pas trop le temps de le faire maison, mais vous essayez d'équilibrer avec des aliments tout prêts : des carottes râpées en barquette, un plat cuisiné avec une salade, et une crème dessert.
- Du jambon blanc avec du riz, une part de fromage, un yaourt à la confiture. Plutôt simple et sain, non ?
- Une grande salade composée, souvent végétarienne, avec de l'avocat, des lentilles ou des pois chiches, des crudités… et des fruits frais.

**Vous et le sport…**

- Ça fait deux.
- Vous aimez bien mais, le problème, c'est que vous vous sentez gonflé dans votre tenue et que ce n'est pas très agréable.
- Vous courez beaucoup, même si vous n'aimez pas trop ça, mais vous vous dites que ça pourrait vous aider à perdre votre petit ventre.

**L'apéro entre amis du vendredi soir se termine au restaurant…**

- Vous priez pour que ce ne soit pas chez l'Italien : entre les pâtes et la pizza, rien ne vous convient, vous gonflez aussitôt et passez le week-end à digérer.
- Vous priez pour que ce soit chez l'Italien : une pizza et un tiramisu, c'est le menu parfait pour fêter le week-end et faire retomber le stress de la semaine !
- Vous avez mangé pas mal de charcuterie à l'apéro, vous n'avez plus très faim. Vous prendrez sûrement juste un dessert, et encore.

**Une petite faim dans l'après-midi, le déjeuner a été un peu léger…**

- Un soda ou un jus de fruit pour vous requinquer, quelques biscuits, ça va déjà mieux !
- Vous croquez une pomme, c'est plus sain. Ou vous allez chercher une barre au distributeur les jours où vous êtes stressé.
- Vous essayez de faire attention à votre poids, donc vous avez toujours des biscuits diététiques sans sucre dans votre tiroir.

**Vous allez aux toilettes…**

- Euh, deux ou trois fois dans la semaine, et encore, à condition d'être tranquille et chez vous.
- Quand ça vous prend, et vous alternez diarrhées et selles normales, enfin c'est un peu n'importe quoi…
- Quand ça vous prend, et vous avez remarqué que certains aliments vous donnent une envie subite…

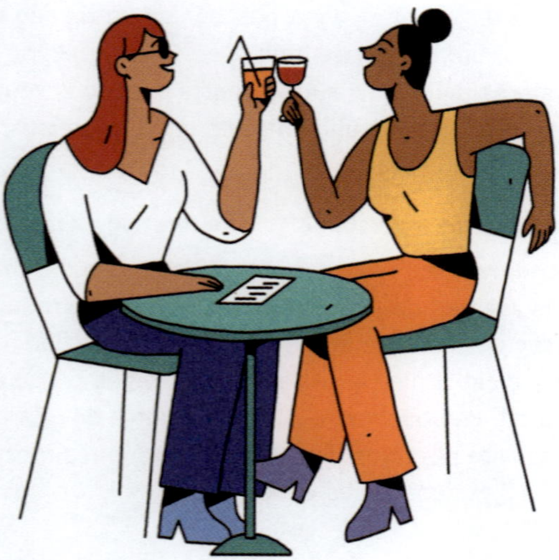

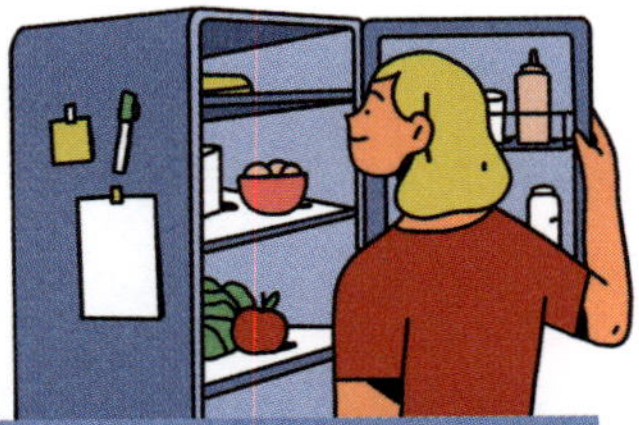

## Faites les comptes !

| | | |
|---|---|---|
| | | |

### Vous avez une majorité de : L'intolérant ou l'hypersensible (profil 1)

Pâtes, pain, biscuits, ou bien fromage blanc et bol de lait, ou encore raisin, poire, pomme ou champignons : vous ne savez pas très bien lequel est le coupable mais il y en a forcément un qui provoque chez vous une intolérance ou une hypersensibilité. Qu'il s'agisse du blé, du lactose ou des FODMAP, il va falloir identifier les aliments qui posent problème de façon à retrouver le calme intérieur. Consultez le protocole p. 18 pour cerner le ou les responsable(s), et inspirez-vous de nos menus ciblés p. 48.

### Vous avez une majorité de : L'irritable (profil 2)

Votre problème : vous mangez beaucoup de crudités irritantes pour l'intestin, d'aliments complets (pains, riz…) ou qui fermentent (lentilles, pois chiches…), ou bien vous compensez votre stress par des aliments gras ou sucrés. Bref, il n'y a pas beaucoup de régularité dans vos menus. Vous faites aussi beaucoup de running (ou de tennis, de CrossFit…), or les à-coups répétés ont tendance à perturber le système digestif. D'autres sports plus doux vous feront sans doute plus de bien. Nous vous donnons des conseils alimentaires p. 53 et antistress p. 42.

### Vous avez une majorité de : Le constipé (profil 3)

Vous, vous êtes un peu fâché avec les légumes, non ? Par habitude, manque de temps, ou par goût, tout simplement, vous avez tendance à les oublier dans vos menus. Idem pour les fruits, que vous préférez sous forme de confiture ou de jus. Sans oublier que l'intestin n'aime vraiment pas les rythmes irréguliers, c'est-à-dire qu'on saute des repas ou qu'on grignote parce qu'on a moyennement faim. Résultat, ça bouchonne. Il faut remettre des fibres dans vos assiettes, et reprendre un minimum d'activité physique. Oui, même si vous n'aimez pas ça ! Vous trouverez des conseils sur mesure p. 12 et des menus ciblés p. 57.

Partie 1

# L'intestin, de quoi on parle ?

Entrée : l'extrémité de l'estomac. Sortie : l'anus. Entre les deux, cette partie du tube digestif longue de plusieurs mètres nous est vitale : elle contribue à la digestion et permet de diffuser les nutriments extraits des aliments dans tout l'organisme. Ça paraît simple, dit comme ça, mais, en réalité, cet écosystème se révèle d'une complexité infinie. Faisons donc connaissance...

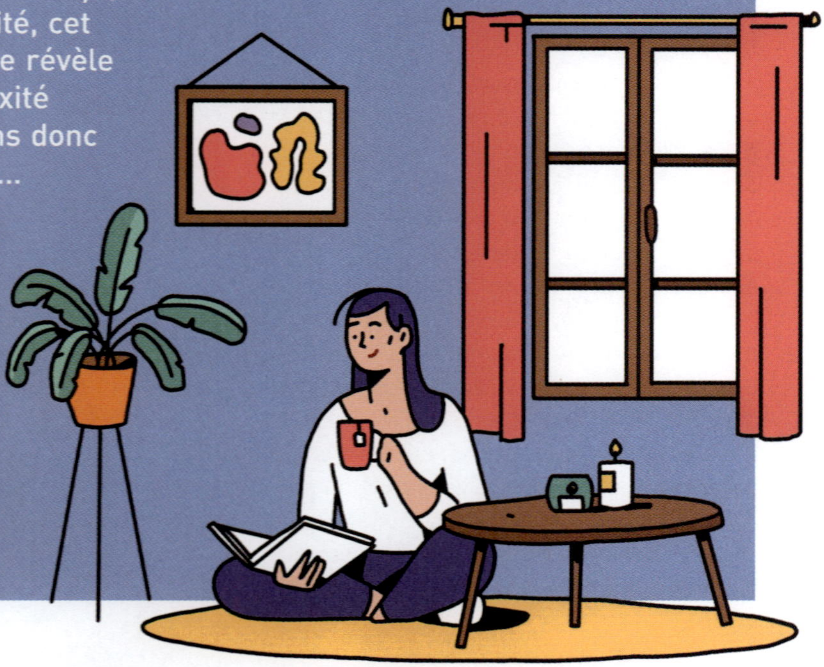

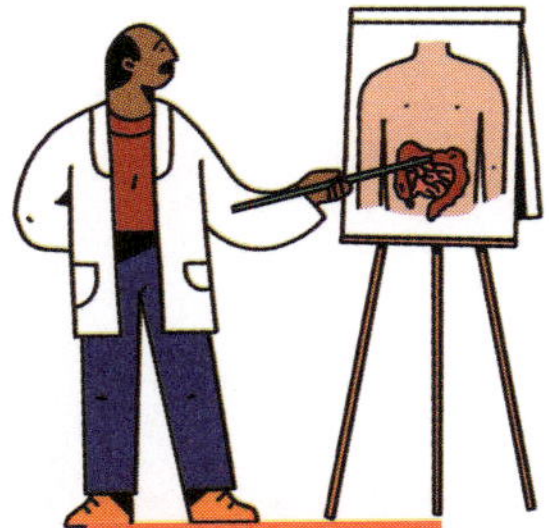

Chapitre 1

# Quel est le rôle de l'intestin ?

**De jour comme de nuit, il s'en passe des choses, dans notre ventre ! Si notre intestin est bien sûr le siège de la digestion, on sait qu'il joue aussi un rôle absolument central dans une foule d'autres fonctions (métaboliques, immunitaires, neurologiques...).**

## C'est quoi, l'intestin ?

Allons voir de plus près celui qui se cache derrière notre nombril : notre intestin, qui n'a rien d'un long tuyau vide !

### L'intestin grêle, par ici l'assimilation des nutriments !

À la sortie de l'estomac, les aliments en cours de digestion arrivent dans l'intestin grêle, composé de trois parties : le duodénum, puis le jéjunum et enfin l'iléon. Il mesurerait environ 6 mètres si on le dépliait ! Étroit et torsadé, tassé dans notre abdomen, il possède en outre une surface interne colossale, grâce à la présence de millions de cellules pourvues de villosités. C'est ici que se passe la majeure partie de la digestion et de l'absorption des nutriments. Il est enveloppé de muscles, qui permettent l'avancée des aliments tout au long du parcours. Ces derniers arrivent ensuite dans le côlon, relié à l'intestin grêle par une valvule, dite « iléo-cæcale ».

L'INTESTIN GRÊLE ET LE CÔLON

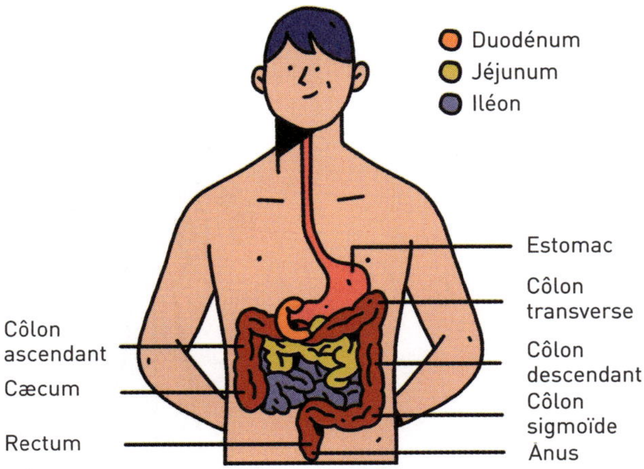

## Le côlon, par ici la sortie !

Le côlon se compose lui aussi de plusieurs parties : le cæcum, le côlon ascendant (qui monte du côté droit de l'abdomen), le côlon transverse (qui traverse l'abdomen vers la gauche), le côlon descendant (qui descend du côté gauche), et enfin le côlon sigmoïde, le tout sur une longueur de 1,25 mètre environ. Le côlon a pour fonction d'absorber l'eau présente dans les aliments en cours de digestion, de façon à former des selles. Ces dernières arrivent enfin dans le rectum, et hop, tout le monde dehors !

# C'est quoi, le microbiote ?

**EN CHIFFRES**

**100 000 milliards : C'est le nombre de bactéries qui peuplent notre microbiote, soit dix fois plus que toutes les cellules du corps. Le microbiote intestinal est dominé par deux phyla (groupes) bactériens, les firmicutes et les bactéroïdètes, qui constituent près de 90 % de la population totale.**

Anciennement nommé « flore intestinale », le microbiote représente la population microbienne qui peuple notre appareil digestif : on y compte pas moins de 100 000 milliards de micro-organismes, composés de bactéries, virus, parasites et champignons. Précisons que, contrairement à ce que leurs noms laissent penser, ils sont non pathogènes, c'est-à-dire qu'ils ne causent pas de maladies. Le microbiote se situe principalement dans l'intestin grêle (avec 10 000 à 10 millions de bactéries par millilitre) et dans le côlon (avec 10 milliards à 10 000 milliards de bactéries par millilitre).

## Pourquoi je n'ai pas le même que celui de mon voisin ?

Parce que nous n'avons ni les mêmes parents ni le même vécu. Tout comme une empreinte digitale, le microbiote intestinal est propre à chacun. Il se constitue dès la naissance, au contact de la flore vaginale de la mère pour les accouchements par voie basse, ou au contact des micro-organismes de l'environnement en cas de césarienne. La colonisation bactérienne a ensuite lieu de façon progressive pendant les premières années de la vie, en fonction de la génétique, de l'alimentation, de l'environnement, du degré d'hygiène, des médicaments éventuels... Le microbiote est ensuite assez stable pendant tout l'âge adulte. Mais il peut être modifié sous l'influence de certains facteurs :

- prise de médicaments (antibiotiques, anti-inflammatoires non stéroïdiens, laxatifs, corticoïdes...),

**EN CHIFFRES**

**2 kilos : C'est le poids des micro-organismes qui composent le microbiote !**

- stress,
- alimentation trop riche en graisses, en sucres, en produits industriels, et pauvre en fibres,
- tabagisme,
- prise d'alcool,
- entraînement sportif intensif,
- avancée en âge,
- atteinte par des germes pathogènes (salmonelles, *Candida albicans*...).

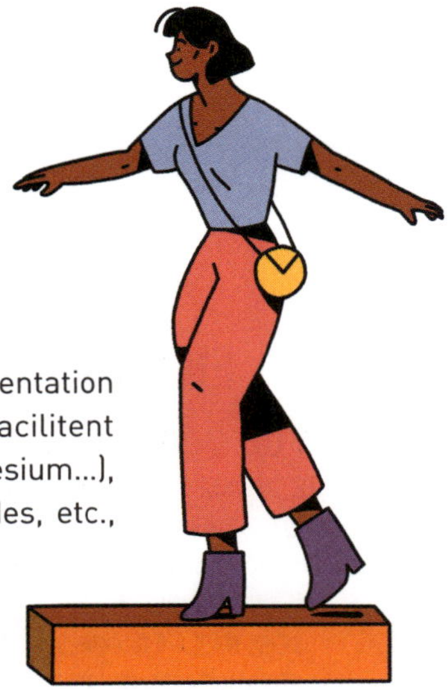

## À quoi il sert ?

À une foule de choses ! Ses micro-organismes assurent la fermentation des résidus alimentaires non digestibles comme les fibres, facilitent l'assimilation de certains nutriments (acides gras, calcium, magnésium...), se chargent de dégrader l'amidon, la cellulose, les polysaccharides, etc., synthétisent certaines vitamines (K, B9 et B12), détoxifient des composés potentiellement dangereux... Le microbiote est également impliqué dans les défenses immunitaires, l'équilibre nerveux, la gestion du poids.

## Le siège de nos défenses immunitaires

C'est simple, sans microbiote, nous ne résisterions à aucune maladie ! Et voici pourquoi.

- Tout d'abord, la muqueuse de l'intestin, théoriquement imperméable – sauf quand elle devient poreuse, ce qui est un problème –, empêche des composés potentiellement dangereux ou pathogènes de pénétrer dans la circulation, tout en laissant passer les bons nutriments. Elle joue alors un rôle de filtre.
- Ensuite, en adhérant à la muqueuse intestinale, nos « bonnes » bactéries empêchent les « mauvaises » de s'y installer à leur tour et de coloniser l'intestin : c'est l'effet barrière.
- Enfin, l'intestin abrite 60 à 70 % de nos cellules immunitaires, impliquées dans la protection de l'organisme contre des agents pathogènes.

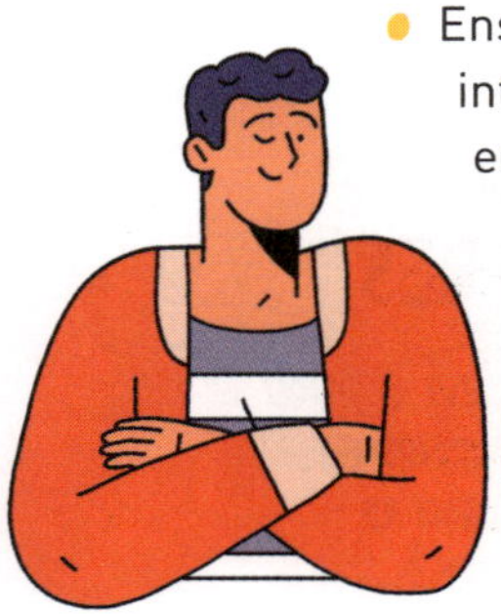

### LE SAVIEZ-VOUS ?

- **Dans l'organisme, il existe différents microbiotes : celui de la peau, de la bouche, du nez et du pharynx, des poumons, du vagin... Le microbiote intestinal est le plus important d'entre eux.**
- **La présence de micro-organismes dans l'intestin est connue depuis un peu plus d'un siècle seulement !**
- **Il faut entre douze et soixante-douze heures pour qu'un repas traverse le tube digestif.**

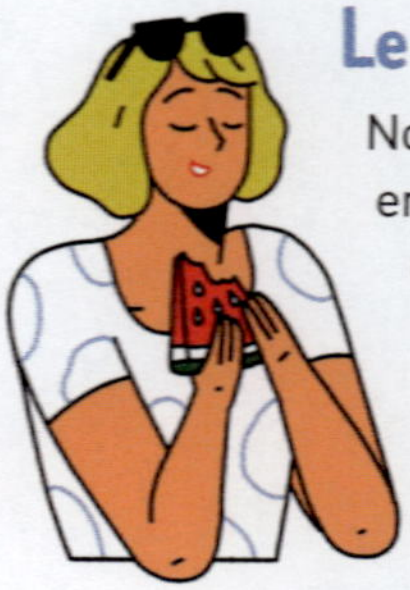

## Le maître de notre poids

Nous n'en sommes clairement qu'au tout début des découvertes concernant le lien entre poids et microbiote, mais on en apprend chaque jour un peu plus. Ainsi, des études ont montré que les personnes obèses avaient un microbiote plus pauvre et moins diversifié que les personnes de poids normal. Des études sur des souris ont aussi mis en lumière ce lien : après transfert d'un microbiote chez des souris axéniques (sans microbiote), ces dernières prenaient du poids. Et si on leur implantait une flore de souris obèses, elles en prenaient encore plus. Leur microbiote permettait en effet d'extraire davantage d'énergie des aliments et de la stocker plus facilement sous forme de gras. En revanche, les animaux restés sans flore intestinale résistaient à la prise de poids, même en cas d'alimentation riche en lipides. On sait également que le microbiote communique avec le cerveau et participe à la production de certaines hormones comme la ghréline et la leptine, impliquées dans la faim et la satiété, et la sérotonine, responsable du bien-être. Les années à venir nous permettront ainsi sans aucun doute de mettre en place des stratégies de prise en charge du surpoids ou même de l'obésité...

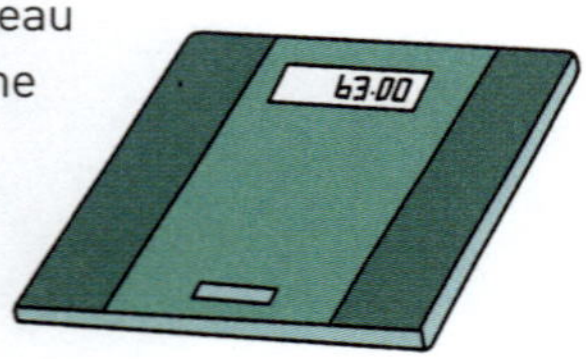


## Notre « deuxième cerveau »

Nous avons tous entendu ce surnom, et pour cause ! Notre intestin contient des neurones, lui aussi : environ 200 millions selon les chercheurs de l'INSERM. Et mieux encore : il communique en permanence avec le système nerveux central, notamment par l'intermédiaire du nerf vague. C'est pourquoi une grande joie qui suscite de l'excitation, par exemple, tout comme une contrariété, peut entraîner *illico presto* une manifestation digestive : qui n'a jamais eu la boule au ventre ou l'estomac noué ?

### D'une souris craintive à une souris casse-cou

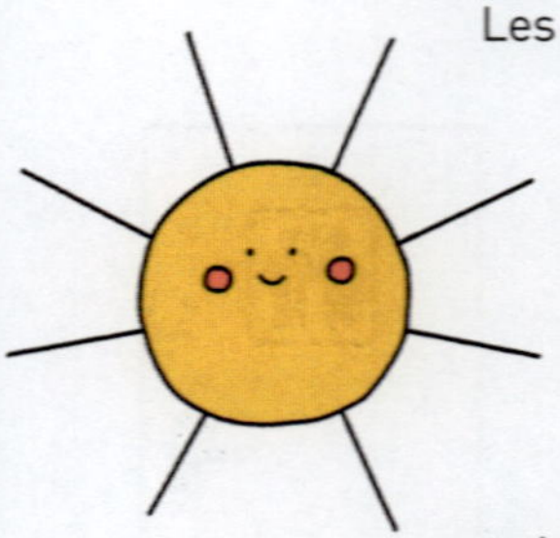

Les chercheurs ont également mené des expériences éloquentes sur le sujet : ils ont échangé le microbiote de deux groupes de souris, les unes d'un tempérament assez peureux, les autres plutôt hardies. Résultat : le comportement des souris s'est modifié, les peureuses devenant casse-cou, et les autres se renfermant sur elles-mêmes. Le microbiote influe donc bien sur nos émotions. Et en cas de troubles digestifs, l'humeur peut en prendre un coup. On vient aussi de découvrir que les personnes souffrant de dépression avaient un microbiote plus pauvre et moins diversifié que les autres. Encore une bonne raison de prendre soin de son alimentation, pour se sentir mieux dans sa tête !

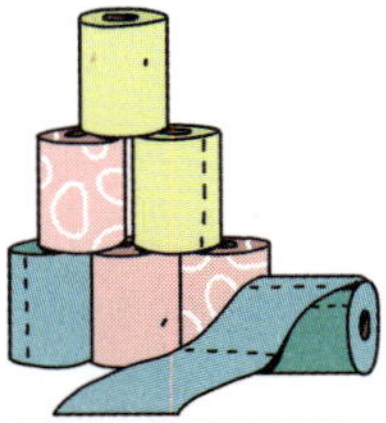

Chapitre 2

# Pourquoi nous fait-il tant de misères ?

**Un changement de rythme, un virus, une bactérie, des aliments inadaptés, du stress… Comme toute mécanique, l'intestin peut facilement se dérégler. À nous de savoir l'écouter et d'en prendre soin.**

## Quand il est sujet à des troubles fonctionnels

### Quand ça bouchonne, c'est la constipation

Elle concernerait environ 15 % d'entre nous. Les femmes sont plus touchées que les hommes car, spécificité liée aux hormones, elles ont un transit naturellement plus lent. Et environ une personne de plus de 60 ans sur trois est touchée. Mais quand parle-t-on de constipation ? Globalement, à partir de moins de trois selles par semaine. Et on en distingue deux types :

- la constipation de progression, à cause d'un transit ralenti,
- la constipation terminale, qui se caractérise par des difficultés d'évacuation.

#### Quelles sont les causes ?

- Une alimentation inadéquate, apportant trop peu de fibres, s'impose comme la cause principale de la constipation.
- Des médicaments, comme certains antidouleurs, antidépresseurs, suppléments en fer, etc., peuvent constiper. Le syndrome de l'intestin irritable peut également en être une cause. Dans ce cas, on note des ballonnements, des douleurs abdominales et des gaz.
- En cas de constipation d'évacuation, la cause peut être psychologique, après une agression, par exemple, ou liée à une anomalie du périnée.

- Enfin, il y a les causes organiques, plus rares, heureusement, comme une hypothyroïdie, un cancer colorectal, une atteinte neurologique.
- Au fait, avez-vous arrêté de fumer récemment ? La nicotine a en effet une action laxative, et le sevrage peut entraîner une constipation, heureusement transitoire. Ne recommencez surtout pas à fumer pour autant, vous avez tout à gagner à arrêter ! Nous sommes bien d'accord ?

## IL VAUT MIEUX LE SAVOIR

### On ne confond pas constipation et fausse diarrhée

**Lors d'une constipation chronique, on peut constater des selles liquides après un ralentissement du transit. Il s'agit pourtant bien de constipation.**

## Que faire ?

On commence par revoir son hygiène de vie : dans 50 % des cas, cela suffit à éradiquer le problème. Quelques règles de base :

- manger suffisamment de fibres (25 à 30 grammes par jour). Comme elles gonflent au contact de l'eau, elles augmentent le volume des selles et maintiennent leur humidité, ce qui favorise leur évacuation,
- boire suffisamment (1,5 litre),
- avoir une activité physique d'au moins trente minutes par jour,
- ne pas se retenir quand on a envie d'aller aux toilettes,
- éviter les aliments qui constipent : coings, riz blanc, bananes peu mûres, pommes de terre, etc.,
- s'aider avec des compléments naturels (voir p. 45) : lin, psyllium, spiruline...

En cas de constipation terminale, des séances de kiné, ou chez un ostéopathe pratiquant l'ostéopathie viscérale, peuvent aider. En dernier recours, les laxatifs peuvent permettre de débloquer les choses, mais autant s'en passer car certains sont irritants pour le tube digestif, d'autres entraînent des déséquilibres d'hydratation, des crampes abdominales et autres désordres, ou créent une accoutumance qui nécessite d'augmenter les doses ou de devoir changer de laxatif. En résumé, on préfère les solutions douces, sans effets secondaires, elles !

## Gros plan sur les fibres

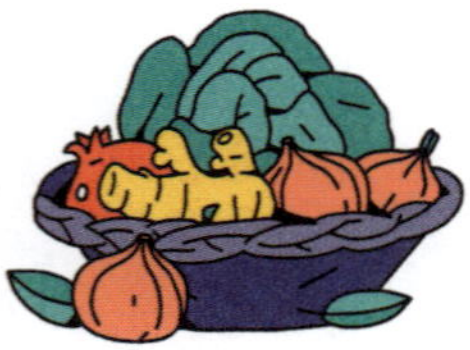

Les fibres sont des glucides non digestibles indispensables à notre santé : elles participent à la régulation du transit, favorisent la satiété, augmentent l'élimination du cholestérol, ralentissent l'absorption des glucides – et abaissent donc l'index glycémique du repas –, protègent du cancer colorectal... Les études montrent que nous en consommons en moyenne 20 grammes par jour, voire moins, alors qu'il nous en faudrait plutôt 25 à 30 grammes. Il existe deux grands types de fibres :

- les fibres insolubles, qui ne sont pas digérées par l'organisme et favorisent le transit grâce à un effet de lest, mais qui, en excès, sont irritantes pour les intestins sensibles. On les

trouve principalement dans les céréales complètes, les légumes secs, certains légumes ligneux (feuilles vertes des poireaux, grosses feuilles des choux…),
- les fibres solubles, qui forment une sorte de gel dans le tube digestif. Ce sont elles qui ralentissent par exemple l'assimilation des graisses et des sucres lors de la digestion : de vraies alliées minceur et anticholestérol ! On les trouve principalement dans les fruits et les légumes frais.

Pour bénéficier de leurs atouts sans souci sur le plan digestif, on les varie et on les associe entre elles, par exemple riz complet et ratatouille, quinoa et poêlée de légumes verts (brocolis, haricots verts, petits pois…), lentilles en salade avec diverses crudités, muesli et compote… Vous n'en consommez pas souvent ? Dans ce cas, allez-y mollo et augmentez la dose peu à peu, le temps que le microbiote s'adapte, pour éviter les ballonnements dus à leur fermentation.

| **Les aliments les plus riches en fibres (pour 100 g)** | |
|---|---|
| Cannelle en poudre | 53,1 g (donc même quelques pincées, ça compte !) |
| Son de blé | 42 g |
| Graines de chia | 34,4 g |
| Cacao non sucré en poudre | 29,5 g |
| Graines de lin brun | 26,9 g |
| Pois cassés, lentilles, pois chiches | 13 à 15 g |
| Amandes entières | 12,5 g |
| Olives noires | 11,6 g |
| Épeautre | 10,7 g |
| Flocons d'avoine | 10,2 g |
| Pruneaux | 5 g |
| Riz complet | 5 g |

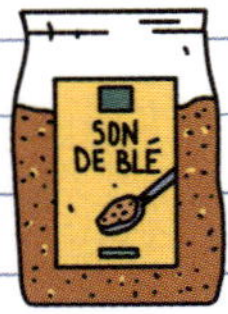

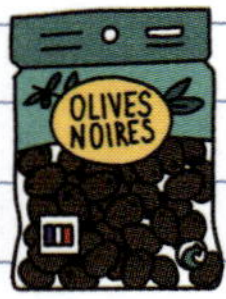

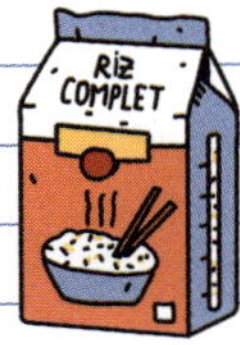


## Quand ça va trop vite, c'est la diarrhée

On ne va pas tergiverser : selles molles, voire liquides, plus de trois fois par jour, c'est une diarrhée. Et ce n'est vraiment pas la joie.

### Quelles sont les causes ?

Un épisode de diarrhée est toujours le symptôme d'un autre trouble, et non une maladie en soi. Il peut être lié à une bactérie, à un virus ou à un parasite. À titre d'exemple, notre fameuse gastro-entérite, si fréquente l'hiver, est généralement d'origine virale et due au norovirus, mais la tourista du voyageur, causée par un manque d'hygiène, est, elle, d'origine bactérienne. Il peut aussi être lié à un syndrome de l'intestin irritable, à la prise ponctuelle de certains médicaments comme les antibiotiques ou des anti-inflammatoires, ou à un stress – la fameuse envie foudroyante

## C'EST QUOI, LES FODMAP ?

**Acronyme de *fermentable oligosaccharides, disaccharides, monosaccharides and polyols*, FODMAP désigne certains sucres présents dans l'alimentation, qui fermentent et créent des troubles digestifs. Nous y revenons p. 21.**

des étudiants juste avant un oral, ou celles avant un entretien d'embauche ou un rencard... Il peut aussi y avoir une intolérance alimentaire : aux FODMAP, souvent, dont le lactose des produits laitiers.

### Que faire ?

Face à un épisode de diarrhée aiguë, il faut éviter les fibres, qui peuvent irriter les intestins. On mise au contraire sur les aliments raffinés (et digestes) : biscottes, riz blanc bien cuit, pâtes blanches, carottes cuites, blanc de poulet, poisson type colin ou cabillaud... En dessert, on évite les laitages et on préfère les compotes (pommes-coings étant le must) ou la banane. Attention au café et aux boissons glacées (thé, sodas), qui stimulent l'activité motrice de l'intestin.

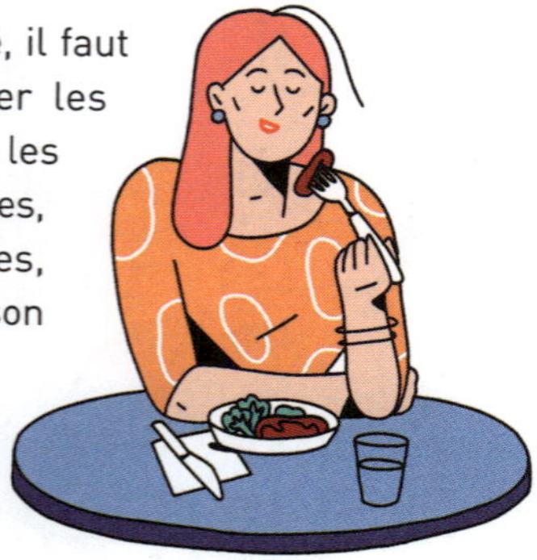

En cas de selles à tendance diarrhéique régulière, on peut essayer d'arrêter les FODMAP pour voir si l'on constate une amélioration (voir p. 21). En cas de syndrome du côlon irritable, le médecin peut prescrire des ralentisseurs de transit, le temps de passer une phase difficile.

### Menu antidiarrhée

- **Petit déjeuner :** infusion de thym (antiseptique) ; biscottes + fine couche de beurre
- **Déjeuner :** bouillon de légumes ; riz blanc ; blanc de poulet grillé (sans matière grasse) ; compote de pommes ou pommes-coings
- **Dîner :** poisson blanc à la vapeur et jus de citron ; carottes à l'eau ; banane mûre + dans la journée : 1,5 à 2 litres d'eau pour se réhydrater

### Quand s'inquiéter ?

Une diarrhée chronique doit absolument pousser à consulter rapidement. Il faut alors chercher si la prise d'un médicament n'en est pas responsable, s'il n'y a pas une infection parasitaire, voire une pathologie : maladie cœliaque, MICI (maladies inflammatoires chroniques de l'intestin), colite microscopique (lésions inflammatoires de la muqueuse du côlon), hyperthyroïdie, voire cancer. Il y aura alors d'autres symptômes associés.

## DITES-MOI DR.GOOD ?

### C'est normal, ces diarrhées avant les règles ?

**Oui ! Avant les règles, l'organisme produit des prostaglandines, molécules qui vont servir à contracter les muscles de l'utérus pour éliminer le sang de la muqueuse utérine. Mais elles stimulent aussi forcément les muscles aux alentours, dont ceux du tube digestif. D'où ces fameuses diarrhées menstruelles tout à fait normales des tout premiers jours du cycle. Heureusement, elles se calment ensuite très vite.**

## Quand ça gonfle et que ça fait mal, c'est le syndrome de l'intestin irritable

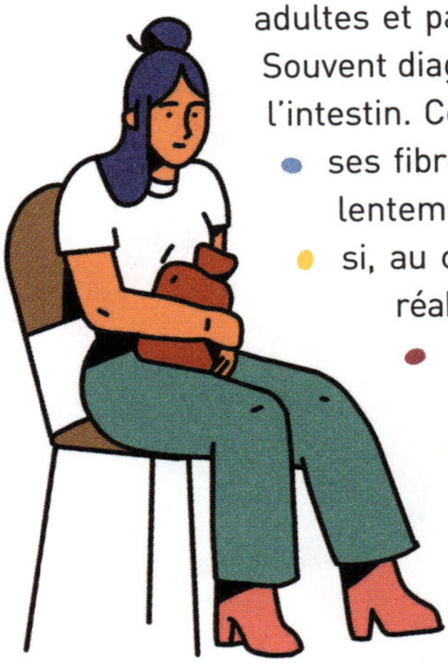

Selon l'Assurance Maladie, le syndrome de l'intestin irritable (SII), aussi nommé « syndrome du côlon irritable (SCI) » ou encore « colopathie fonctionnelle », concernerait 5 % des adultes et particulièrement les femmes, deux fois plus touchées que les hommes. Souvent diagnostiqué entre 30 et 40 ans, il s'agit d'un trouble du fonctionnement de l'intestin. Ce dernier devient hypersensible, et son activité est irrégulière :

- ses fibres musculaires peuvent, par phases, se contracter et se relâcher plus lentement ou plus faiblement que la normale : c'est la constipation ;
- si, au contraire, ses mouvements sont rapides, l'intestin n'a plus le temps de réabsorber l'eau contenue dans les aliments digérés : c'est la diarrhée ;
- cette irrégularité provoque aussi des ballonnements, des gaz, des crampes et des douleurs ;
- et le SII s'accompagne souvent de RGO (reflux gastro-œsophagien), maux de tête, cystite interstitielle (inflammation de la vessie), fatigue...

S'il n'est pas grave en lui-même, ses symptômes handicapent fortement le quotidien de ceux qui en souffrent, tant sur le plan de la vie sociale que de l'activité professionnelle ou de la sexualité.

### Quelles sont les causes ?

Elles sont propres à chacun. Parfois, c'est une gastro carabinée qui va déséquilibrer profondément le microbiote et entraîner une hypersensibilité. Un stress ou un fort choc émotionnel, des états anxieux ou dépressifs peuvent aussi impacter l'intestin, tout comme des troubles digestifs sévères peuvent perturber l'équilibre nerveux en retour. Il peut aussi être lié à une endométriose. Un point commun cependant apparaît souvent : une dysbiose (déséquilibre entre les groupes de bactéries), avec un nombre réduit de bactéries protectrices. On remarque aussi fréquemment une colonisation inhabituellement importante de l'intestin grêle par certaines bactéries, ou un déséquilibre de ces dernières dans le côlon.

### Comment on le diagnostique ?

Pas facilement, en réalité, car les symptômes sont très variables suivant les personnes, et il n'y a pas de marqueur biologique permettant de poser un diagnostic de façon claire et nette pour cette maladie chronique. Il repose aujourd'hui sur les conclusions de l'organisation Rome, dédiée à la recherche sur les troubles de l'intestin. Leur quatrième version (Rome IV, 2016) liste les critères suivants : des douleurs abdominales, présentes au moins une journée par semaine au cours des trois derniers mois, associées à au moins deux des trois critères suivants :

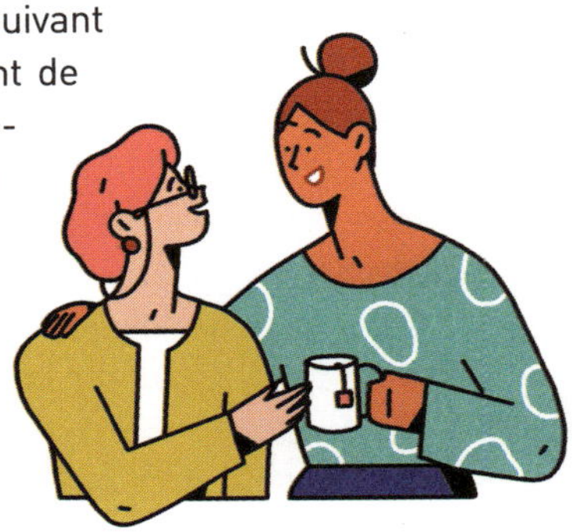

- douleurs associées à la défécation,

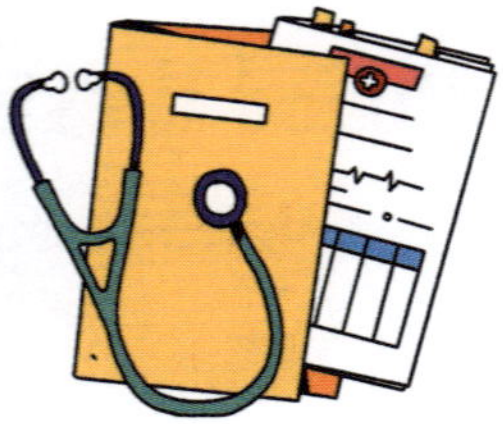

- changement de la fréquence des selles (le transit est ralenti ou accéléré),
- changement de la consistance ou apparence des selles.

On en distingue quatre formes cliniques. Parce que, oui, le SII aime les variantes, tant qu'à faire !

- Le SII à diarrhée prédominante (SII-D).
- Le SII à constipation prédominante (SII-C).
- Le SII mixte avec une alternance de diarrhée et de constipation (SII-M).
- Le SII indéterminé (SII-I), sans trouble du transit particulier.

## Faut-il s'inquiéter ?

La plupart du temps, non, car le SII n'a pas de caractère de gravité. Mais selon les symptômes et l'historique médical des patients, on peut prescrire des examens complémentaires (prise de sang, échographie ou encore coloscopie en cas de SII avec diarrhées prédominantes) pour éliminer toute suspicion d'autres pathologies (cancer colorectal, MICI, maladie cœliaque…). En cas de SII seul, tous les résultats sont normaux. Ce qui peut paradoxalement décevoir le patient, qui ne comprend pas dans ce cas pourquoi il souffre, et qui repart sans protocole clair de traitement. Pour certains, c'est parfois le début de divers essais (à tâtons) de régimes (sans gluten, sans lait, sans café, sans fruits…) et de thérapies (compléments alimentaires, naturopathie…). Heureusement, le SII est de mieux en mieux connu, et sa prise en charge de mieux en mieux assurée.

## Que faire ?

De la même façon que son diagnostic est compliqué à poser, il n'existe pas de traitement efficace et valable pour tous. Le SII est une maladie chronique qui évolue par phases, parfois « calmes » et parfois plus intenses. Pour le moment, on ne sait pas le guérir définitivement, mais on peut réduire l'intensité des crises et améliorer le quotidien des patients.

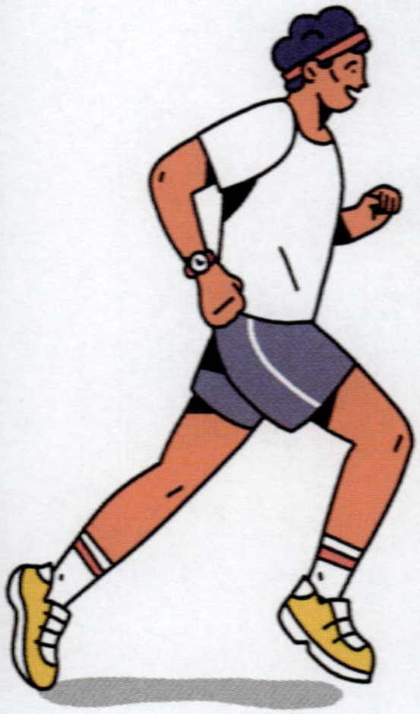

- Le médecin peut ainsi prescrire des médicaments pour limiter les symptômes sur le moment : antispasmodiques, laxatifs, antidiarrhéiques, voire antidépresseurs selon les cas…
- Mais il faut revoir son hygiène de vie pour traiter le problème de fond. Cela passe par l'adaptation de l'alimentation en priorité, en évitant de trop manger, en réduisant les aliments sources de ballonnements, les fritures et l'excès de fibres. Le régime sans FODMAP a également fait ses preuves pour réduire les symptômes.
- En parallèle, on adopte un minimum d'activité physique pour stimuler le transit et apaiser le stress, et pourquoi pas des exercices de respiration ou des séances de relaxation.
- L'hypnose et l'ostéopathie ont aussi montré des résultats intéressants.

# Quand il est intolérant…

## L'intolérance au lactose : on a tous un seuil personnel

### C'est quoi ?

Le lactose est le principal sucre du lait. Il est composé de deux molécules, une de glucose et une de galactose. Pour qu'il soit digéré, ces deux molécules doivent être séparées par une enzyme que l'organisme fabrique, la lactase. Mais la production de lactase diminue avec l'avancée en âge. La digestion du lactose se fait alors mal, on y devient intolérant. Une partie non digérée passe dans le côlon et déclenche alors, notamment, une production de… gaz. C'est pourquoi un innocent bol de fromage blanc peut provoquer de douloureux ballonnements.

### Quels sont les symptômes ?

Maux de ventre ou ballonnements chaque fois que vous consommez du fromage blanc, des fromages frais ou un bol de lait ? Il est fort possible que vous soyez intolérant au lactose. Le milieu s'acidifie, le transit s'accélère, et c'est le début des troubles intestinaux avec des ballonnements, des douleurs abdominales et/ou des diarrhées.

### Comment vérifier ?

Il suffit d'arrêter toute consommation de produits laitiers frais pendant quelques jours, voire une semaine : si les symptômes disparaissent, on a la réponse. À noter : les fromages affinés (parmesan, comté, gruyère, camembert, pâtes persillées…) et le beurre ne contiennent que des traces de lactose et ne posent théoriquement pas de problèmes.

### Que faire ?

C'est très simple : il faut exclure les produits laitiers qui posent souci, sachant que la tolérance est propre à chacun, en fonction de sa production de lactase et de la façon dont les produits laitiers sont absorbés. Consommer du lait dans une recette, au cours du repas, n'aura pas le même impact qu'un verre de lait à jeun dans un estomac vide. On peut aussi digérer sans problème un yaourt, mais pas un gros bol de fromage blanc. On se teste, on observe, et on applique ce qui nous convient le mieux.

| Les aliments les plus riches en lactose (pour 100 g) | |
|---|---|
| Lait concentré | 10,2 g |
| Crème dessert du commerce | 6,8 g |
| Crème glacée | 5,9 g |
| Lait de vache | 4,6 à 4,8 g |
| Fromage blanc à 0 % | 4,2 g |
| Yaourt nature | 3,8 g |
| Crème allégée | 3,5 g |
| Petit-suisse | 3 g |
| Fromages fondus et frais | 2 à 3,7 g |

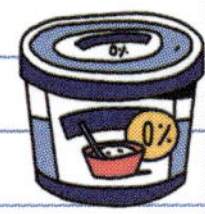

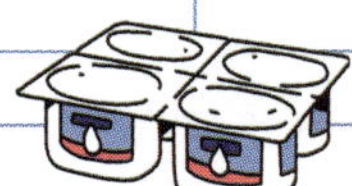

*Source :* Répertoire général des aliments, *éditions Tec & Doc et INRA.*

### On ne confond pas avec une allergie aux protéines de lait de vache

Il ne faut pas confondre allergie et intolérance : dans le cadre des produits laitiers, l'allergie concerne les protéines laitières (la caséine et la bêta-lactoglobuline), alors que l'intolérance concerne le sucre (le lactose). Et elle touche essentiellement les enfants : 2 à 3 % des moins de 2 ans sont concernés. Ses symptômes sont des affections ORL et oculaires (asthme, rhino-conjonctivite…) et/ou dermatologiques (eczéma, dermatite atopique, urticaire…). Le seul moyen d'y remédier : supprimer totalement les produits laitiers et les aliments pouvant contenir des protéines laitières. Dans 80 % des cas, l'allergie disparaît spontanément entre 2 et 5 ans.

## L'intolérance au gluten : à prendre très au sérieux

### C'est quoi ?

Le gluten est un ensemble de protéines présentes dans certaines céréales : le blé (ainsi que l'épeautre et le kamut), le seigle, l'avoine (avec un bémol) et l'orge. L'intolérance au gluten est une maladie auto-immune, c'est-à-dire due à un dysfonctionnement du système immunitaire, lequel s'attaque à ses propres cellules. Chez les personnes génétiquement prédisposées, le gluten déclenche une réaction inflammatoire, avec production d'anticorps et de cytokines, qui vont détruire les villosités de la paroi intestinale. Ce qui va entraîner une malabsorption des nutriments, d'où des carences nutritionnelles, notamment en fer, calcium, vitamine B9 et vitamine D.

### LES PRINCIPALES SOURCES DE GLUTEN

Les céréales (et leurs flocons, farines…) : **blé, seigle, orge, kamut, épeautre, avoine (ce dernier avec un bémol, on le choisit avec le logo « épi barré »).**

Les produits à base de blé (ou de céréales ci-dessus) : **pain, pâtes, semoule, biscottes, céréales du petit déjeuner, gâteaux, viennoiseries…**

Les boissons : **bière, panaché.**

Les produits industriels : **plats cuisinés, panés de poisson ou de volaille, quiches, tartes, pizzas, biscuits, sauces (présence d'amidon possible), levure chimique…**

PAROI INTESTINALE
CHEZ UN INDIVIDU SAIN ET UN CŒLIAQUE

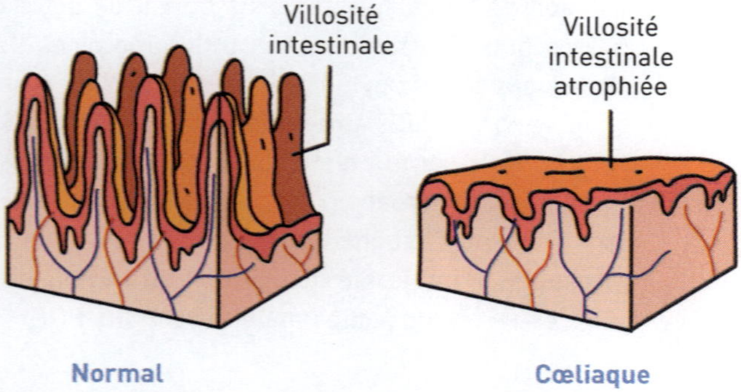

## Quels sont les symptômes ?

Ils peuvent être très variés et plus ou moins présents selon les individus : maux de ventre, ballonnements, gaz, diarrhées, fatigue, douleurs articulaires, maux de tête, perte de cheveux, perte de poids, troubles des règles chez les femmes, problèmes de croissance chez les enfants...

## Comment vérifier ?

On en parle à son médecin qui prescrira un examen sanguin à la recherche d'anticorps spécifiques de la maladie cœliaque (IgA et IgG). Si celui-ci est positif, une biopsie de l'intestin grêle viendra confirmer le diagnostic en examinant l'état de sa paroi. Attention : on ne commence pas un régime sans gluten avant de faire les tests, car les anticorps et les lésions caractéristiques disparaîtraient et le diagnostic pourrait être faussé.

## Que faire ?

Une fois l'intolérance diagnostiquée, il faut absolument exclure tous les aliments contenant du gluten, car la moindre trace peut entraîner une réaction immunitaire. Le régime doit être suivi à vie, pour éviter des complications graves.

**DITES-MOI DR.GOOD ?**

### Les produits sans gluten, on en pense quoi ?

**Les grandes surfaces proposent désormais un large choix de produits sans gluten : pains, biscuits, biscottes... Une vraie avancée pratique pour les cœliaques, qui peuvent facilement acheter des produits garantis. Mais les non-cœliaques n'ont rien à y gagner : ces produits contiennent beaucoup d'additifs pour améliorer leur texture, sans oublier du sel et du sucre pour compenser le goût. Et les farines et fécules employées (riz, maïs, pomme de terre...) sont pauvres en protéines et en fibres, et affichent un index glycémique élevé. Pour eux, mieux vaut choisir des aliments bruts, à base de céréales naturellement sans gluten type sarrasin ou quinoa.**

# L'hypersensibilité au gluten non cœliaque : 10 % de concernés

## C'est quoi ?

Une forme de sensibilité au gluten dont on ne connaît pas encore les rouages. Certaines personnes, non diagnostiquées comme cœliaques, présentent des troubles digestifs en en mangeant, et une amélioration de leurs symptômes à l'arrêt de cette consommation. Il n'y a alors pas de réactions immunitaires et inflammatoires. Les bilans sanguins ne révèlent pas les anticorps spécifiques de l'intolérance au gluten (antiréticuline IgA, antigliadine IgA et IgG, anti-endomysium IgA et IgG, antitransglutaminase IgA et IgG), et la paroi intestinale n'est pas endommagée. Selon certaines estimations, l'hypersensibilité pourrait toucher près de 10 % de la population. Les experts suggèrent toutefois que d'autres molécules, également présentes dans le blé, pourraient être impliquées : les fructanes, des sucres fermentescibles appartenant aux FODMAP ou les ATI (d'autres

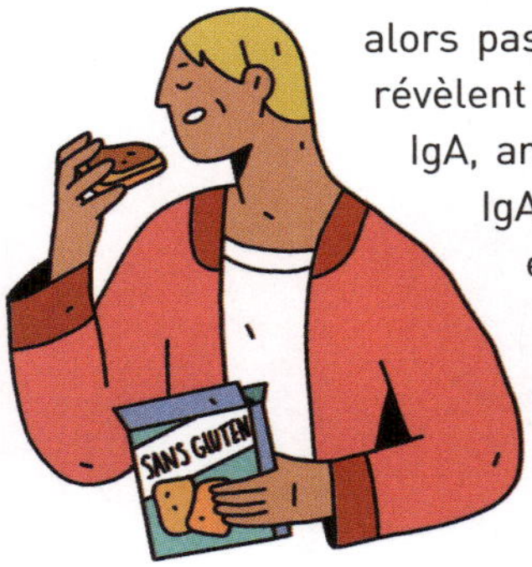

classes de protéines), susceptibles d'être à l'origine d'un dysfonctionnement de la réponse immunitaire.

### Quels sont les symptômes ?

Des douleurs abdominales et des troubles digestifs, de la fatigue, des maux de tête, des éruptions cutanées...

### Comment vérifier ?

En réduisant ou en éliminant les aliments sources de gluten, et en examinant les réactions.

### Que faire ?

Puisqu'il n'y a pas de risque de complications graves (déminéralisation osseuse, développement d'autres maladies auto-immunes, voire cancer de l'intestin grêle) comme dans le cas d'une intolérance au gluten non traitée, un régime d'exclusion strict n'est pas vital, mais on a tout intérêt à limiter largement sa consommation de produits à base de blé.

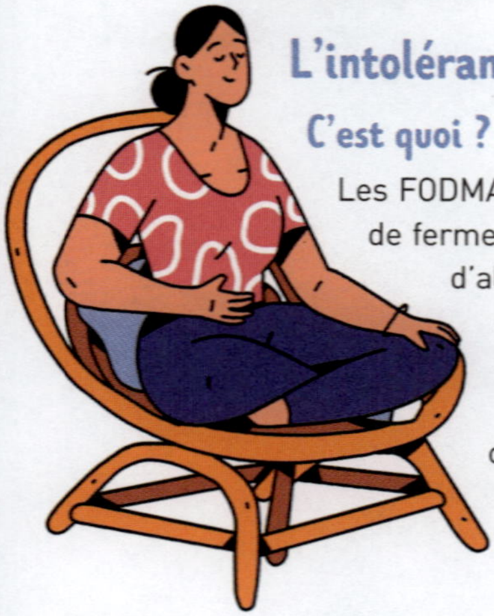

## L'intolérance aux FODMAP : on est presque tous concernés

### C'est quoi ?

Les FODMAP sont des sucres qui ont la particularité de ne pas être digérés et de fermenter dans le côlon. Pas de chance, ils sont présents dans une foule d'aliments, y compris sains : produits laitiers (lactose), fruits (fructose), céréales et légumineuses (fructanes)... Dans un système digestif où tout va bien, la plupart des aliments riches en FODMAP sont digérés sans souci majeur, sauf s'ils en renferment vraiment beaucoup, comme les haricots secs, ou si les quantités avalées sont énormes, par exemple si on gobe des kilos de prunes dans le jardin en été. En cas d'intolérance, en revanche, une petite portion (quelques abricots, une échalote, quelques champignons...) peut déclencher de sérieux maux de ventre... La bonne nouvelle, si on peut dire, c'est qu'il est rare d'être intolérant à tous les FODMAP.

### Quels sont les symptômes ?

Des troubles digestifs : ballonnements, douleurs abdominales, diarrhées... Mais on peut aussi noter un moral en dents de scie, une fatigue persistante, une sensation de mal-être...

### Comment vérifier ?

Un protocole existe, qui consiste à éliminer tous les aliments contenant des FODMAP pendant plusieurs semaines : une à six, généralement, ou au moins jusqu'à ce que les symptômes disparaissent. Puis on réintroduit chaque semaine, très progressivement, chaque aliment pour identifier les fauteurs de troubles puis, pour chacun de ces derniers, notre seuil de tolérance. De cette façon, il est possible de savoir qu'on tolère par exemple le miel mais pas les poireaux, ou quelques tranches de fond d'artichaut dans une salade mais pas un gros artichaut vinaigrette. On peut ensuite adapter son alimentation.

| **Les aliments riches en FODMAP à proscrire** | **Les aliments pauvres en FODMAP à privilégier (avec modération)** |
|---|---|
| Ail | Agrumes : orange, citron, pamplemousse, clémentine… |
| Algues | Cœurs de palmier  |
| Artichaut | Concombre |
| Blé (et tous les produits en contenant : pain, brioche, pâtes, tartes, quiches…) | Courgette |
| Cerise | Endive |
| Confiseries sans sucre | Épinards |
| Confitures allégées (avec des édulcorants) | Fruit de la Passion |
| Crème fraîche | Fruits oléagineux (amandes, noisettes…) 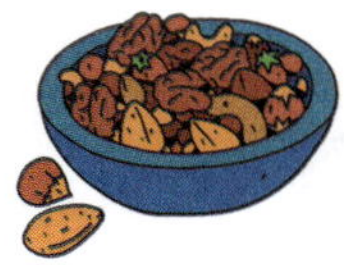 |
| Crèmes dessert 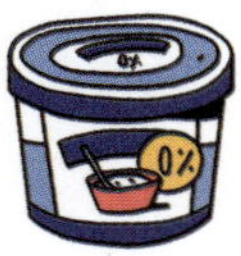 | Fruits rouges : fraises, framboises, myrtilles, cassis… |
| Échalote | Germes de soja |
| Flageolets | Laits ou boissons végétales : amande, noisette, riz, quinoa, coco… 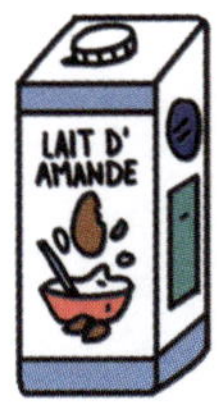 |
| Fromage blanc | Lentilles corail (une petite portion) |
| Fromage frais | Mâche |
| Fruits séchés (abricots, figues, dattes…) | Pain et pâtes à base de farines de riz, de sarrasin, de quinoa… |
| Fruits séchés (pruneaux, abricots, dattes, pommes…) | Pastèque |
| Haricots blancs | Poivron rouge |
| Haricots rouges | Potiron |
| Laits et laits concentrés (vache, brebis, chèvre) | Quinoa |
| Lentilles vertes | Riz basmati |
| Mangue 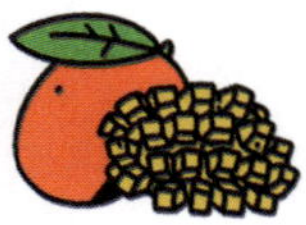 | Roquette |
| Miel | Salade verte 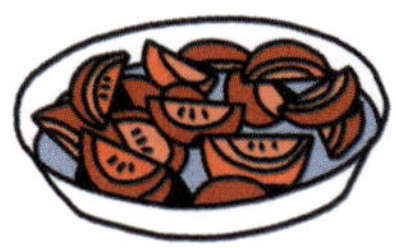 |
| Oignon | Sarrasin |
| Pêche, nectarine | Tomate |
| Poire | Yaourt au soja ou à base de lait d'amande, de noisette, de riz, de coco… |
| Pois chiches | |
| Pois gourmands | |
| Poivron vert | |
| Pomme | |
| Tous les produits industriels à base de lait (vérifiez les étiquettes) | |

### Que faire ?

En cas de syndrome de l'intestin irritable, le régime pauvre en FODMAP a fait ses preuves. Une fois les aliments responsables identifiés, on les bannit donc des menus, ou on les consomme exceptionnellement, avec parcimonie. Cela devrait grandement contribuer à une amélioration de la situation ! À noter : quand les symptômes se sont atténués, il est possible d'en remanger un peu, toujours en petites quantités : car, souvent, ce sont des aliments qui renferment des prébiotiques, donc bénéfiques au microbiote.

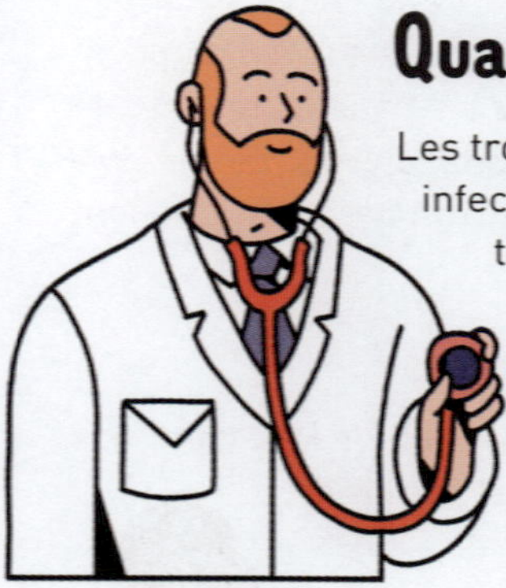

## Quand doit-on s'inquiéter ?

Les troubles digestifs peuvent parfois indiquer quelque chose de grave : une infection, une pathologie intestinale (Crohn, SIBO, SIFO…), une endométriose, un diabète, une hypothyroïdie ou une hyperthyroïdie, voire un cancer (estomac, côlon, ovaires…). Cela dit, ne vous mettez pas à imaginer le pire, les troubles digestifs sont liés à l'hygiène de vie et à l'alimentation dans la grande majorité des cas. En revanche, si vous constatez d'autres symptômes (modification des selles, œdème, saignements entre les règles ou règles hémorragiques, et bien sûr fortes douleurs abdominales…), ne tardez pas à consulter.

### Cancer du côlon : on se fait dépister

Le cancer colorectal fait l'objet d'un programme national de dépistage organisé, au même titre que le cancer du col de l'utérus et le cancer du sein. Entre 50 et 74 ans, on reçoit tous les deux ans un courrier d'invitation à se rendre chez son médecin traitant. L'examen consiste en une recherche de sang dans les selles. On peut effectuer le prélèvement chez soi avec un kit donné par le généraliste et selon ses explications, puis on l'envoie au laboratoire grâce à une enveloppe de retour fournie avec le kit. En cas de résultat positif, une coloscopie permettra de détecter la présence de polypes. Elle peut être directement prescrite en cas d'antécédents personnels ou familiaux de maladies colorectales. Ce dépistage est pris en charge à 100 % par l'Assurance Maladie, à condition de présenter le courrier d'invitation

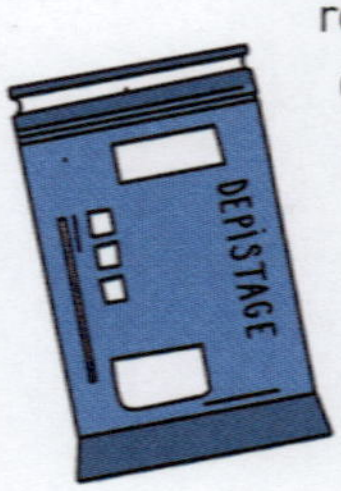


### SIBO ET SIFO, C'EST QUOI ?

***Small Intestinal Bacterial Overgrowth*** **et *Small Intestinal Fungal Overgrowth* : il s'agit d'une pullulation anormale, dans l'intestin grêle, des bactéries et de champignons du côlon qui y remontent. S'ensuivent une production abondante de gaz, des troubles de la muqueuse intestinale, des intolérances alimentaires, des douleurs, des diarrhées… Encore peu connus, on les découvre peu à peu.**

reçu. À noter : passé 74 ans, on ne reçoit plus de courrier mais cela n'empêche pas de rester vigilant...

## Les MICI : l'inflammation prend le dessus

Les maladies inflammatoires chroniques de l'intestin (MICI) regroupent la maladie de Crohn et la rectocolite hémorragique, et concerneraient environ 200 000 personnes en France. Elles sont liées à une hyperactivité du système immunitaire et se traduisent par une inflammation de la paroi d'une partie du tube digestif. On les diagnostique grâce à une prise de sang et des examens des selles. Une endoscopie montre également les lésions. Elles évoluent par poussées et peuvent entraîner des complications comme des abcès, une dénutrition ou une malabsorption, des anémies, des hémorragies digestives, un syndrome occlusif... Chez les patients atteints de MICI, il existe une dysbiose : certaines bactéries, potentiellement pro-inflammatoires (*Escherichia coli, Listeria monocytogenes, Yersinia enterocolitica, Mycobacterium paratuberculosis*...), sont présentes en quantité, au détriment de bactéries protectrices.

## Et si c'était l'appendicite ?

Une douleur en bas à droite de l'abdomen, juste au-dessus du pli de l'aine ? Pas faim, des nausées ou des vomissements, un peu de fièvre (aux alentours de 38 °C) et parfois de la constipation ? Cela peut être l'appendicite, une inflammation de l'appendice, une protubérance en forme de ver – d'où son petit nom latin *Appendix vermiformis* – située sur le côlon. Si elle s'obstrue, le tout enfle, et c'est l'inflammation subite et aiguë. Il faut alors l'enlever rapidement car, si elle se rompt, on risque la péritonite, qui peut infecter tout l'abdomen. Elle survient le plus souvent entre l'âge de 10 et 30 ans. À noter : chez un tiers des personnes, l'appendice se trouve sous le foie ou au milieu de l'abdomen. Oui, ça complique un peu les choses....

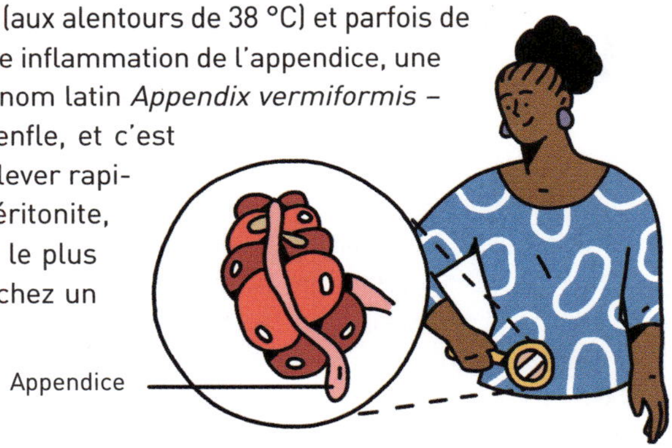

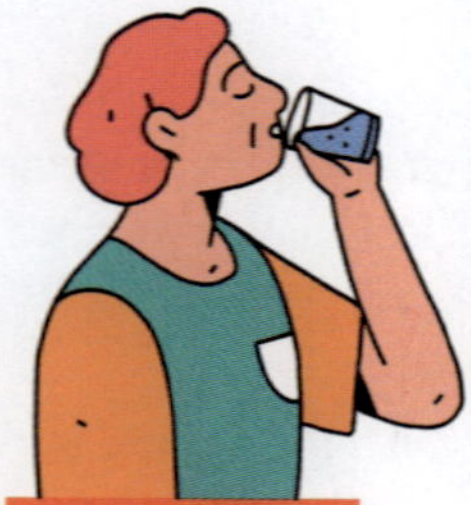

Chapitre 3

# Les ennemis du microbiote

**Les ennemis du microbiote sont légion. Pour lui permettre de ne pas sombrer dans les dysbioses et autres troubles, on lui évite certains écueils et mauvaises habitudes...**

## Les ennemis dans l'assiette

### L'excès de sucre

En abondance, le sucre favorise le développement du *Candida albicans*. Cette levure naturellement présente dans l'intestin est utile quand elle s'y trouve en petite quantité : elle sert à recycler une partie des déchets en énergie. Mais si elle s'y développe de façon importante, elle entraîne divers troubles : des symptômes digestifs dont des ballonnements et des troubles du transit, mais aussi une fatigue chronique, des pulsions sucrées (et souvent une prise de poids), des allergies, des états de déprime, des infections génitales, des migraines, de l'irritabilité...

**Il faut limiter le sucre, sous toutes ses formes :** dans les boissons, dans les laitages ou sur les tartines, en bonbons ou en pâtisseries, dans les produits du commerce, etc., mais aussi dans les pâtes et riz blancs, le pain blanc...

**Attention :** les miels, sirops d'agave et d'érable, mélasse et autres sucres de coco, même naturels et parés d'une aura healthy, restent des sucres.

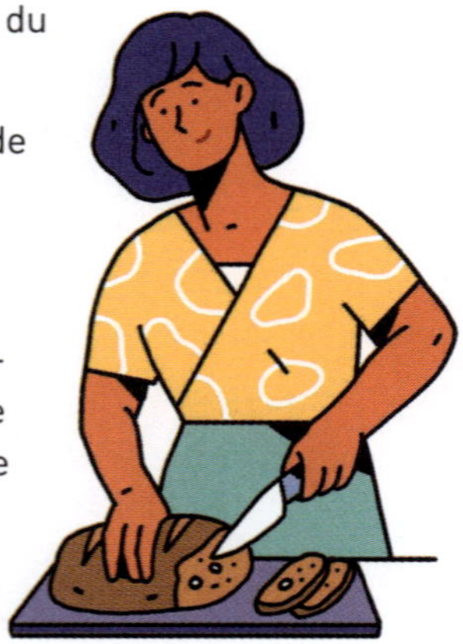

### Le manque ou l'excès de fibres

Les fibres sont nécessaires à un bon transit. Les autorités de santé recommandent d'en consommer 25 à 30 grammes par jour : en deçà, on s'expose à de la constipation. Mais attention à ne pas non plus pécher par excès de zèle en ne mangeant que des aliments très riches en fibres (céréales complètes + légumes secs + graines + pain au son...), ou riches en fibres irritantes (choux, crudités...) qui provoquent à coup sûr ballonnements et autres accélérations du transit...

## Les édulcorants

Les études prouvant l'effet néfaste des édulcorants sur le microbiote ne se comptent plus !

### Les édulcorants intenses

Aspartame, sucralose, saccharine ou encore acésulfame K, les plus connus, ainsi que le néotame ou l'advantame, provoqueraient des dysbioses. Ces édulcorants dits « intenses » se trouvent dans les produits *light*, en particulier les boissons ou produits de régime.

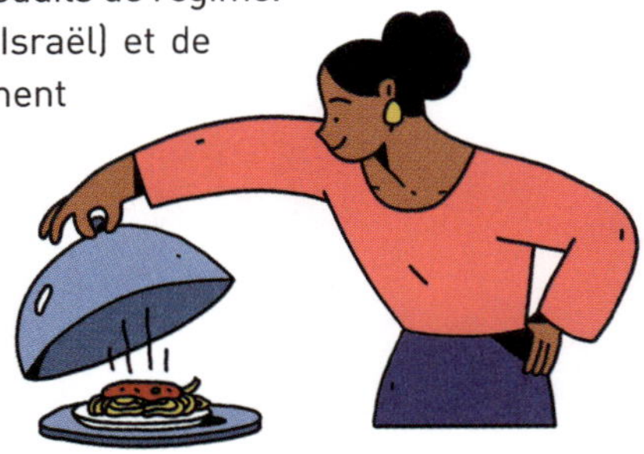

- Des chercheurs de la Ben-Gurion University of the Negev (Israël) et de la Nanyang Technological University (Singapour) l'ont clairement prouvé en utilisant des bactéries *Escherichia coli*, présentes dans l'intestin, et en les modifiant de façon qu'elles émettent de la lumière en présence de substances toxiques.
  **Résultats :** des effets toxiques ont été mis en évidence lorsque les bactéries étaient exposées à certaines concentrations de ces six édulcorants.
- Une autre étude d'une équipe de la faculté de médecine de l'université d'Adélaïde (Australie) a testé l'impact d'un mélange de sucralose et d'acésulfame K sur le microbiote de volontaires, correspondant à la consommation quotidienne de 1,5 litre de soda *light*, pendant deux semaines (contre placebo).
  **Résultats :** une plus grande modification des bactéries avec une réduction significative des espèces bénéfiques, notamment de celles chargées de la régulation de la glycémie.

### Les édulcorants de charge

De leur côté, les polyols, des édulcorants dits « de charge » car ils apportent des calories (2,4 par gramme, contre 4 calories pour le sucre), entraînent des effets laxatifs, surtout s'ils sont consommés en quantité. L'emballage des produits dans lesquels on les trouve (produits allégés comme les chewing-gums, les biscuits de régime ou les bonbons) doivent porter la mention « une consommation excessive peut entraîner des effets laxatifs ». On est prévenus.

## Les produits ultratransformés

On ne va pas se mentir : dans un monde idéal, nous ferions de nos blanches mains notre pain, nos yaourts, nos mueslis du petit déjeuner et nos *lunch boxes* pour déjeuner au bureau. L'été, nous ferions des conserves de légumes de saison, des compotes de fruits... Stop ! Bien sûr, on aimerait confectionner tout ça – on le fait même un peu quand on a le temps – mais, dans la vraie vie, on est comme tout le monde, on achète des vinaigrettes et sauces toutes prêtes, des biscuits pour la pause goûter, du jambon, des yaourts aromatisés, et même des plats cuisinés au cas où. Or, de nombreuses études, dont une toute récente en avril 2021, ont montré que les additifs présents dans ces produits ultratransformés entraînent une dysbiose, voire des réactions inflammatoires, et favoriseraient la porosité intestinale.

## La *junk food*

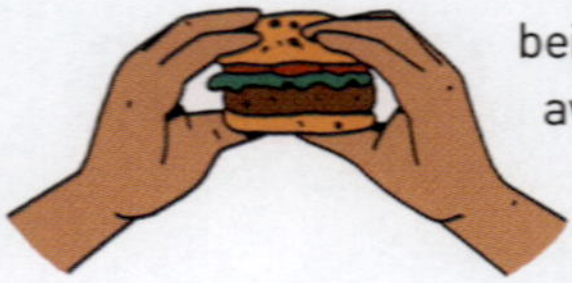

Voici ce qui risque de nous faire passer les envies de burgers-frites et de beignets d'oignon pour un moment : le fast-food perturberait le microbiote, avec un effet délétère sur les neurones à la clé. Des chercheurs ont soumis des groupes de souris à des alimentations différentes. Les unes bénéficiaient d'aliments très gras, les autres d'aliments très sucrés, et les dernières de repas équilibrés.

### Des capacités de mémorisation détraquées ?

Bilan : quinze jours plus tard, leurs microbiotes avaient évolué. Chez les souris mangeant très gras et très sucré, les bactéries *Clostridiales* avaient augmenté, alors que la proportion de *Bacteroidales* avait diminué. Et six semaines après, elles avaient perdu de leurs capacités en tests de mémorisation et de flexibilité cognitive par rapport au groupe équilibré. L'hypothèse quant au mécanisme en action ? Les bactéries agissent via le nerf vague, qui permet à l'intestin et au cerveau de communiquer. Elles produisent aussi des neurotransmetteurs qui pourraient, par la voie sanguine, agir sur l'encéphale. Rendez-nous nos aliments bruts !

## Les cuissons à haute température

Fritures, barbecues et autres cuissons agressives favorisent la formation de composés toxiques, qu'on nomme « produits de glycation avancée » ou AGE (*advanced glycation end products*). Ces derniers favorisent les déséquilibres du microbiote. Tout ce qui est brûlé est toxique : les parties noircies de viandes au gril, de toasts oubliées dans le grille-pain…

**On évite** donc de faire des barbecues tout l'été, en particulier si on cuit des viandes grasses ou des saucisses : les graisses qui tombent sur les braises créent des composés toxiques en masse. Et on surveille ses aliments pour éviter qu'ils noircissent : viandes, poissons ou même gratin un peu carbonisé.

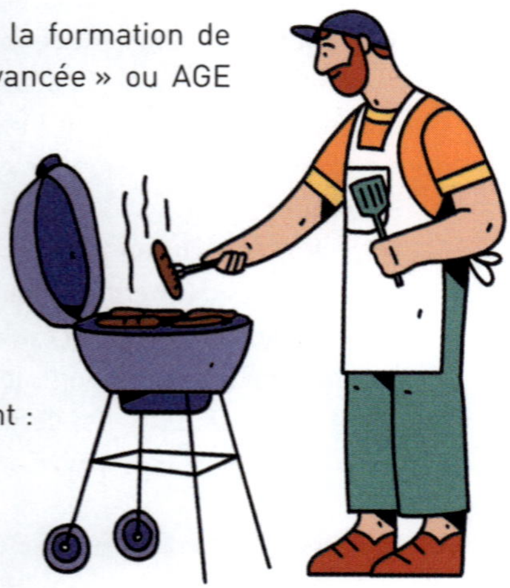

## Les acides gras trans

Ces acides gras sont produits de façon industrielle, par la technique d'hydrogénation partielle. L'objectif : modifier la structure des acides gras, pour transformer des huiles liquides peu onéreuses en matières grasses solides à température ambiante et les utiliser dans diverses recettes : biscuits, gâteaux, biscottes…

**Le problème :** ils modifient la composition du microbiote en le déséquilibrant. Sans parler du fait qu'ils augmentent le taux de mauvais cholestérol, accroissent le risque d'obésité, voire de cancers du sein, des ovaires et du côlon ! Ils ont donc été largement bannis des produits alimentaires ces dernières années, et l'OMS (Organisation mondiale de la santé) a même lancé un appel pour les éliminer partout dans le monde à l'horizon 2023.
**Pour les repérer sur les étiquettes,** on regarde la liste des ingrédients. Les termes « graisses végétales partiellement hydrogénées » signalent leur présence. Les termes « graisses végétales hydrogénées » indiquent que le produit n'en contient théoriquement pas : réalisée correctement, l'hydrogénation totale crée « seulement » des acides gras saturés. Mais elle n'est pas toujours parfaitement réalisée, et peut générer des trans. Donc, dans le doute, on évite.

## L'alcool

Il favorise la perméabilité de la paroi intestinale et la prolifération de bactéries pro-inflammatoires. Si un verre de vin rouge de temps en temps ne pose pas de souci, et permet même d'apporter des polyphénols antioxydants, ce n'est pas le cas d'une consommation quotidienne et élevée, ni de celle d'alcools forts et autres cocktails. À l'apéritif, trinquez plutôt au kéfir ou au kombucha (voir p. 35) : dans un verre, personne ne fera la différence ! Ou limitez-vous à un verre, avant de passer à l'eau.

## Les boissons gazeuses et les chewing-gums

Vous n'aimez pas l'eau plate et carburez aux eaux pétillantes à table, et aux sodas dans la journée, voire à la bière à l'apéritif ? Vous mâchez des chewing-gums pour éviter de grignoter ? Attention : les boissons gazeuses, comme leur nom l'indique, contiennent des gaz qui peuvent provoquer des ballonnements. Sans oublier que les sodas apportent aussi du sucre ou des édulcorants s'ils sont *light*, qui sont des sources de ballonnements supplémentaires. Quant aux chewing-gums, ils font aussi avaler de l'air et, s'ils sont eux aussi sans sucre, ce sont des sources de polyols aux effets laxatifs. En plus, ils nous donnent l'air de ruminants, mais ça, c'est une autre histoire !

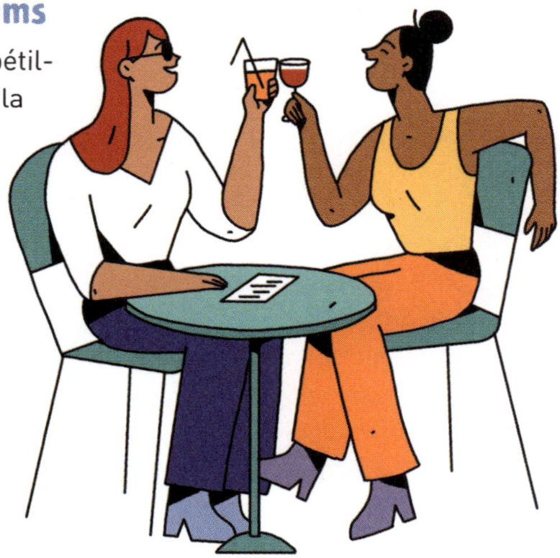

## Les pesticides et les métaux lourds

Pesticides (glyphosate, chlorpyrifos) présents dans les végétaux traités, et métaux lourds (plomb, cadmium, mercure...) contenus par les gros poissons prédateurs semblent affecter notre microbiote en réduisant les bonnes bactéries et en augmentant le nombre des bactéries pathogènes. En janvier 2021, une équipe de chercheurs internationaux a publié les résultats d'une étude dans la revue *Environmental Health Perspectives* : l'exposition alimentaire au glyphosate perturbe le microbiote de rats de laboratoire, à des niveaux d'exposition pourtant considérés comme sans effets par les autorités.

# Les ennemis liés au mode de vie

## Le manque d'hygiène

S'il en fallait une preuve, la crise du coronavirus nous l'a confirmé : le fait de se laver les mains a considérablement limité le nombre de cas de gastros l'hiver 2019-2020, avec une baisse historique des gastro-entérites aiguës ! On garde donc ces bonnes habitudes et on se lave les mains avant de manger, après avoir pris les transports en commun, après avoir manipulé pièces de monnaie, billets ou poignées de portes, serré des mains… Votre intestin vous dira merci. Ou, du moins, ne vous le fera pas payer !

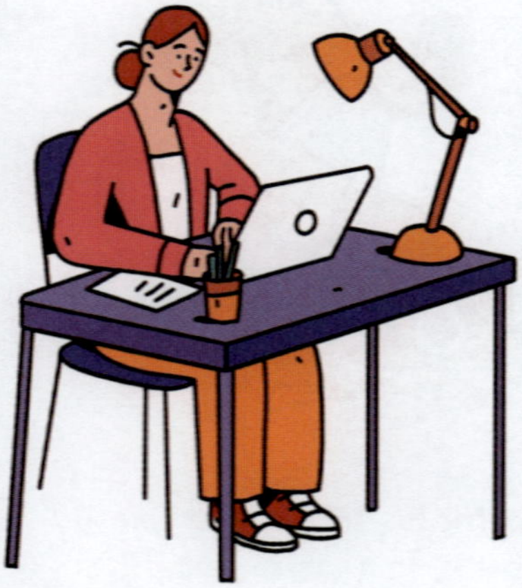

## La sédentarité

Ne pas bouger facilite la constipation, donc la fermentation et les ballonnements douloureux. Selon l'INPES (Institut national de prévention et d'éducation pour la santé), la sédentarité « est représentée par le temps passé en position assise ou allongée pendant une journée, hors durée normale de sommeil ». Être sédentaire ne veut donc pas dire ne jamais faire de sport, mais plutôt réaliser de nombreuses tâches de la vie quotidienne (regarder la télévision, travailler assis à un bureau, utiliser Internet, lire, téléphoner, conduire…) avec une dépense d'énergie proche de celle du repos. Ce qui est malheureusement toujours un peu le cas quand on travaille assis à un bureau. Or, le microbiote a besoin que nous, son hôte, nous remuions un peu le popotin…

## Les repas pris à la va-vite

Le processus de digestion est amorcé dès la bouche. Plus nous mâchons, plus la salive et ses enzymes digestifs, dont l'amylase qui dégrade les glucides, peuvent commencer leur travail en amont. À l'inverse, si les aliments sont avalés à moitié mâchés, ils restent mathématiquement plus longtemps dans le tube digestif, et on gonfle.

## Le stress non-stop

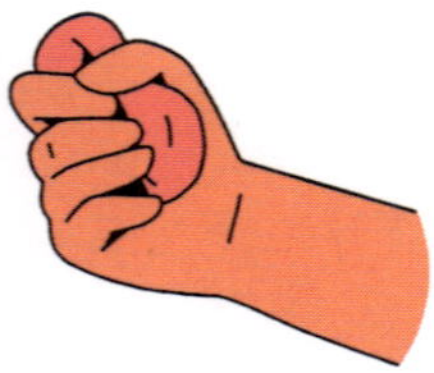

Il existe une communication nerveuse entre l'intestin et le cerveau. Le stress chronique, que nous subissons sur le long terme, peut induire une accélération de la motricité intestinale, augmenter la porosité de la muqueuse, déséquilibrer le microbiote... Chez les souris, il entraîne la diminution du nombre des bactéries bénéfiques et, au contraire, l'augmentation des médiateurs de l'inflammation. Problème supplémentaire : quand nous sommes stressés, nous avons tendance à nous rouler en boule sur le canapé et à compenser en grignotant, surtout des aliments gras et/ou sucrés, à moins bouger... Et vous voyez là où nous voulons en venir : un cercle vicieux s'installe.

## La prise de médicaments

Souvenez-vous, le microbiote est composé de micro-organismes : bactéries, levures, champignons, virus....

- Il est donc tout à fait logique que certains antibiotiques (qui éradiquent les bactéries), antiviraux (qui éradiquent les virus) et antifongiques (qui éradiquent les champignons) perturbent son équilibre.
- De même, les IPP (inhibiteurs de la pompe à protons), largement prescrits en cas de reflux, d'ulcère ou de gastrite, perturbent le microbiote en provoquant une dysbiose : certaines familles de bactéries augmentent, d'autres diminuent, ce qui explique les colites inflammatoires qu'on observe chez certains patients sous IPP.
- Les anti-inflammatoires non stéroïdiens (AINS), la Metformine (antidiabète), certains antipsychotiques, favorisent eux aussi des modifications du microbiote.
- Les statines (anticholestérol), inhibiteurs calciques (contre l'hypertension), hormones thyroïdiennes ou opioïdes pourraient avoir le même effet – sous réserve de davantage d'études sur le sujet.

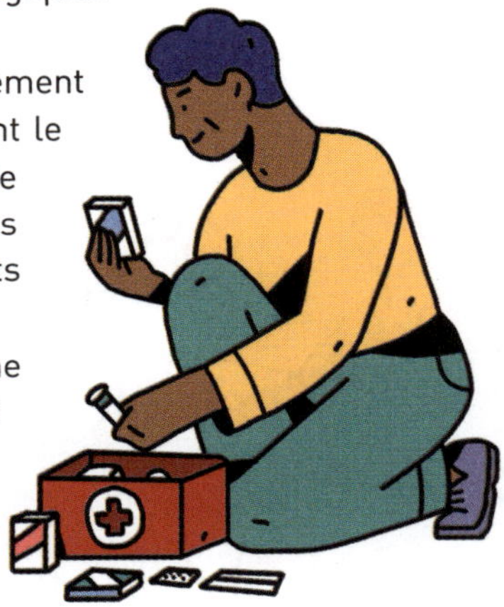

**Alors, bien sûr, on se soigne quand il le faut !** Mais en ce qui concerne les antibiotiques, on se souvient qu'ils ne sont « pas automatiques » : tant qu'on peut les éviter, on n'y touche pas. Et si on doit prendre un autre traitement au long cours, on n'hésite pas à parler à son médecin de troubles digestifs : il peut y avoir un lien.

# L'ordonnance santé

**Le microbiote est un grand sensible : il n'aime pas le stress, préfère une routine bien établie et qu'on le traite avec douceur. Voici les cinq points à retenir pour entretenir de bonnes relations avec lui.**

1. *L'intestin a besoin de fibres* (entre 25 et 30 grammes par jour) pour assurer un bon transit. On mise donc sur des légumes à chacun des deux repas principaux – plutôt cuits si vous avez l'intestin sensible – associés à des céréales semi-complètes ou complètes, et des légumes secs.
2. *On bouge, mais en évitant les entraînements intenses* ou les sports qui créent des chocs répétés. On préfère la marche avec de bonnes chaussures, le vélo, la natation...
3. *On prend le temps d'observer les réactions de son organisme* face à tel ou tel aliment, et on adapte son alimentation en fonction : peut-être mange-t-on certains aliments depuis des années sans se poser de questions alors qu'ils nous font ballonner depuis tout aussi longtemps.
4. *On préfère les aliments bio autant que possible* pour éviter les pesticides et autres polluants, surtout pour les céréales complètes.
5. *On évite les produits ultratransformés,* les végétaux trop traités, les produits allégés, les fritures et les sucreries à gogo : tous détraquent le microbiote.

Partie 2

# Le coaching de Dr.Good !

Maintenant que nous savons ce que notre ventre n'aime pas, il est temps de lui faire du bien en lui apportant tout ce dont il a besoin : des aliments riches en fibres pour son transit et en ferments pour nourrir ses bactéries amies, une meilleure gestion du stress et du calme autant que possible, une activité physique douce... C'est parti !

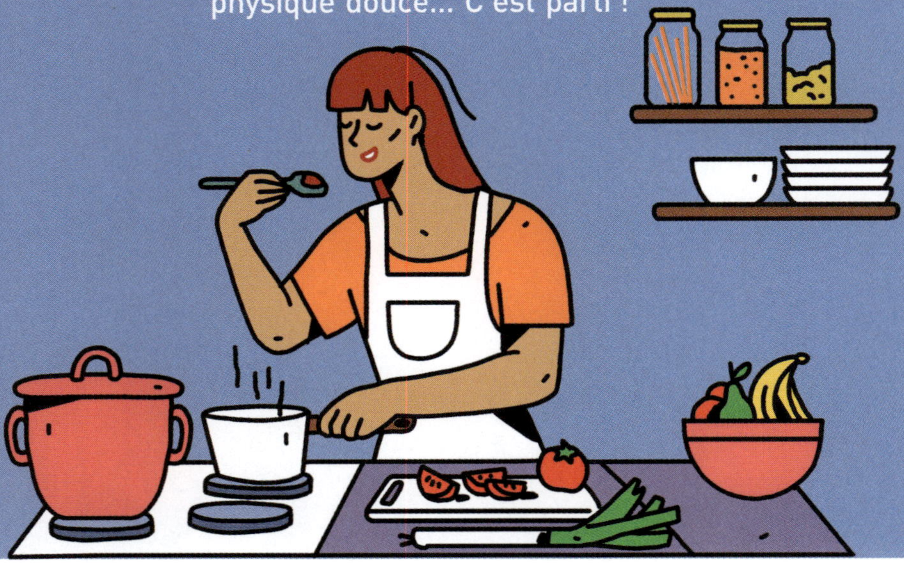

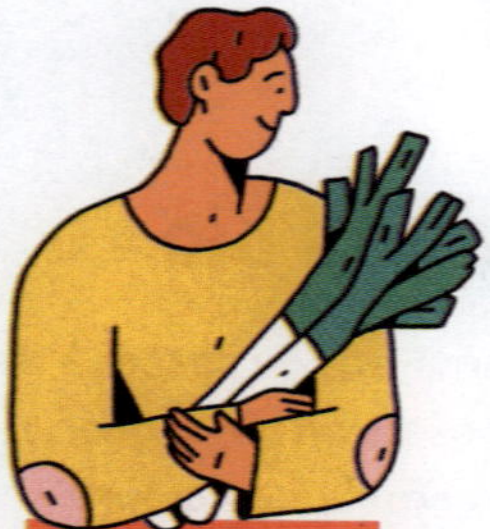

Chapitre 1

# La bonne ordonnance alimentation

**Voici la partie gourmande de ce coaching ! Car, oui, prendre soin de son intestin peut être un vrai plaisir, grâce à des menus sains, variés, colorés, vitaminés…**

## Je mange varié

Nos grands-mères avaient raison quand elles disaient qu'il faut manger « un peu de tout, et de tout un peu ». Car la variété des aliments permet d'apporter tout un panel de nutriments et de fibres dont le microbiote est friand. Chaque espèce de bactéries a en effet ses goûts en matière de nourriture : plus on varie les menus, mieux se développent les différentes espèces ; et plus les bactéries sont variées, mieux c'est ! De la même façon, on évite d'imposer à son microbiote de grandes quantités d'un seul aliment ou de façon très répétée : certaines bactéries prennent alors le dessus. Manger trop de viande, par exemple (coucou, les régimes hyperprotéinés !), favorise le développement d'une flore de putréfaction, avec des gaz ultramalodorants à la clé.

### En pratique

On suit les grands principes de l'alimentation équilibrée : des fruits et légumes à chaque repas, pas trop de matières grasses ni de sucre, des féculents, raisonnablement, à chaque repas, ainsi qu'une source de protéines (poisson, volaille, œufs, tofu…) ou une association légumes secs + céréales, avec un poisson gras par semaine, peu de viande rouge (une fois par semaine ou moins), deux produits laitiers par jour, etc., en adaptant le tout à ses goûts et à ses contraintes (sensibilité au gluten, intolérance aux FODMAP, régime végétarien…). En cas d'intolérance, d'allergie particulière ou de régime spécifique (vegan), et si on se sent perdu face à la manière d'équilibrer son alimentation, on n'hésite pas à consulter un diététicien qui établira des menus types, qu'il sera ensuite possible de décliner.

## Je privilégie les produits bio

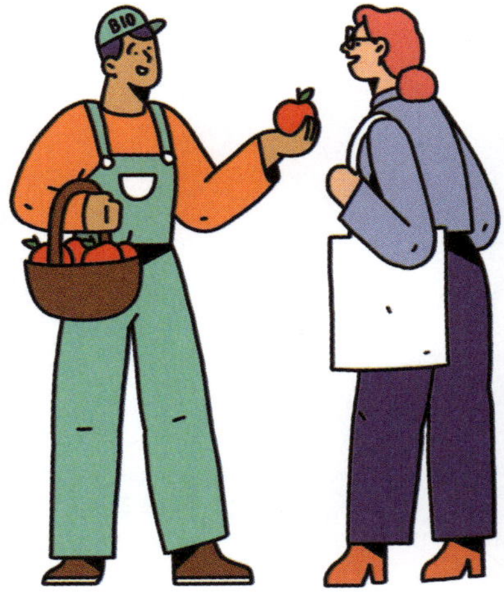


Consommer bio reste l'un des seuls moyens de passer à travers les pesticides en général et du glyphosate en particulier, même si les éviter complètement est très compliqué aujourd'hui, tant ils sont omniprésents... À défaut, on peut aussi opter pour des aliments issus de l'agriculture raisonnée, c'est-à-dire cultivés avec le minimum de pesticides et de traitements nécessaires.

### En pratique

On n'hésite pas à interroger les producteurs du marché sur leurs méthodes de culture, et à chercher une ferme à proximité de chez soi qui propose une vente directe. On se renseigne, mais il y a de grandes chances que leurs méthodes de culture soient plus respectueuses. Et pour les végétaux du commerce, on pense à les laver à l'eau additionnée de bicarbonate de soude, et à les éplucher soigneusement de façon à éliminer le maximum de résidus présents sur leur peau.

## Je découvre les aliments fermentés

Choucroute (crue, pas cuisinée à la graisse d'oie et charcuterie), légumes lactofermentés (carottes, betteraves, choux, etc., vendus en bocaux, en magasins bio, ou kimchi coréen), fromage frais, yaourts, kéfir de lait, produits à base de soja fermenté (sauce naturellement fermentée, tempeh, miso...) : tous ces aliments ont un point commun, le fait d'être fermentés. Ils apportent ainsi de bonnes bactéries qui renforcent le microbiote.

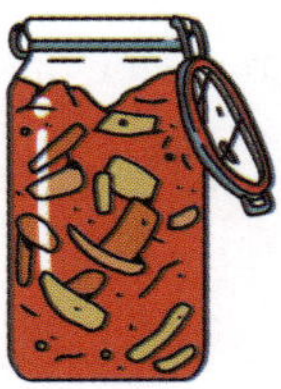

### En pratique

Pas besoin d'en manger en quantité, au risque d'obtenir l'effet inverse à celui escompté, mais régulièrement, soit un peu chaque jour : un petit verre de kéfir ou de kombucha, quelques cuillerées de légumes lactofermentés... L'idéal : ne pas les cuire ou les chauffer, pour conserver tous leurs bienfaits.

## Je me mets aux boissons fermentées

Ça tombe bien, kéfir et kombucha sont des boissons très à la mode ! Elles sont obtenues par fermentation, ce qui leur confère des propriétés intéressantes pour la santé en général, et la flore intestinale en particulier. La fermentation produit en effet des enzymes, vitamines, acides organiques et autres lactobacilles. Légèrement pétillantes, très peu sucrées, puisque le sucre nécessaire à leur fabrication est consommé par les bactéries, elles sont rafraîchissantes et peuvent être aromatisées avec du gingembre, du citron, de la menthe…

## En pratique

On les trouve en magasins bio, mais on peut aussi les faire soi-même, le plus compliqué restant de trouver les grains (pour le kéfir, sortes de pépites translucides) ou la « mère » (pour le kombucha, un disque visqueux formé de levures et de bactéries). On s'en procure en général par les amis ou les voisins qui donnent une partie des leurs, en magasins bio ou encore sur Internet.

### Pour le kéfir

On trouve assez facilement des grains de kéfir de fruits en sachet, en magasins bio. À ne pas confondre avec les grains de kéfir de lait, qui permettent de fermenter du lait et donnent une boisson lactée onctueuse et acidulée.

### Pour le kombucha

On trouve des disques prêts à l'emploi (kefiralia.fr), ou des kits (kefirko.fr) en magasins bio ou sur Internet, pour préparer une mère en quelques jours.

## KÉFIR DE FRUITS

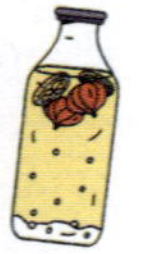

**Pour 1 litre : mettre 3 c. à s. de grains de kéfir dans un bocal ou une bouteille en verre avec 3 figues séchées, 3 c. à s. de sucre de canne, 1 ou 2 rondelles de citron bio et 1 l d'eau minérale. Fermer et laisser reposer entre 24 et 48 h à température ambiante, jusqu'à ce que les figues remontent à la surface.**

**Filtrer et mettre en bouteille, et placer au réfrigérateur. Après fermentation (48 h environ), on récupère les grains de kéfir et on prépare une nouvelle tournée après les avoir rincés. Utilisés en continu, ils ont une durée de vie quasi illimitée. Et puisqu'ils se multiplient rapidement au cours de la fermentation, on a de quoi en donner à des amis ou à des voisins qui pourront à leur tour préparer leur kéfir.**

## KOMBUCHA

**Pour 1 litre : porter à ébullition 1 l d'eau et 70 g de sucre roux de canne. Ôter du feu, y faire infuser 2 c. à c. de thé noir pendant 10 à 15 min.**

**Filtrer, laisser refroidir. Verser dans un bocal en verre, ajouter 1 mère de kombucha, côté lisse vers le haut.**

**Fermer le bocal à l'aide d'un linge propre et d'un élastique. Laisser reposer une dizaine de jours à l'abri de la lumière : le kombucha est prêt quand une nouvelle mère s'est formée. La retirer, sans oublier de la garder pour une nouvelle tournée, filtrer la boisson et la conserver au réfrigérateur.**

# Je mange des fruits et des légumes chaque jour

Manger cinq fruits et légumes par jour, c'est bon pour la santé, martèlent les messages de santé publique. Pour la gestion du poids, l'immunité, la forme… mais aussi le microbiote. Ils sont en effet riches en prébiotiques, dont se nourrissent les bactéries, et en antioxydants, notamment en polyphénols, qui stimulent la croissance de ces dernières. On les trouve dans les fruits rouges (cassis, myrtilles, framboises…), le raisin rouge, la grenade, les pommes, les choux, mais aussi le thé, le chocolat noir… Autre antioxydant bénéfique pour le microbiote : l'hespéridine, un flavonoïde présent dans les agrumes, augmenterait le nombre de lactobacilles et de bifidobactéries.

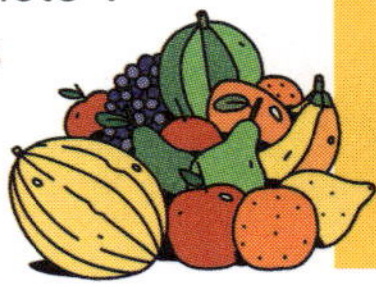

DITES-MOI DR.GOOD ?

## C'est quoi, les PRObiotiques ?

**Les probiotiques sont des « micro-organismes vivants qui, lorsqu'ils sont consommés en quantité adéquate, produisent un bénéfice pour la santé de l'hôte » (OMS). Il s'agit de bactéries qui vont participer au bon fonctionnement de l'organisme. On les trouve notamment dans les produits fermentés, la levure de bière active et sous forme de compléments alimentaires.**

## En pratique

On met au menu au moins une portion de légumes frais trois fois par jour, et deux fois des fruits. On varie les couleurs (aubergine violette, brocoli vert, tomate rouge, abricot, orange…) pour bénéficier de tout un panel d'antioxydants. On les cuisine aussi bien cuits ou râpés que moulinés : ces opérations rendent leurs fibres moins irritantes. À noter : si les fruits en dessert vous posent problème, essayez de les consommer à distance des repas, et observez si vous les tolérez mieux. Nous sommes tous différents sur ce point !

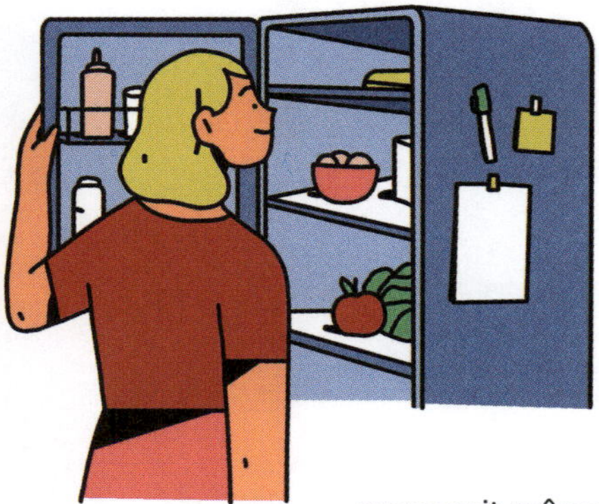

# Je mange certains aliments froids

Lentilles, pois chiches et autres haricots secs apportent des amidons résistants. Dotés d'une structure particulière, ces derniers ont la particularité de ne pas se décomposer en sucres et donc de ne pas être absorbés par l'intestin grêle. Ils se comportent ainsi comme des fibres, en cheminant dans l'appareil digestif avant de fermenter dans le côlon. Là, ils libèrent des acides gras à chaîne courte, bénéfiques pour la santé : ils aideraient à éviter certaines pathologies. Parmi eux, le butyrate exercerait même une action préventive face au cancer du côlon. Les amidons résistants se trouvent également dans les pommes de terre, les grains de céréales entiers… Ils se forment aussi quand des aliments riches en amidon sont cuits, puis refroidis.

### En pratique

À nous les salades de pommes de terre, riz, pâtes, lentilles vertes, lentilles corail, pois chiches, haricots rouges... À condition, bien sûr, de préférer des vinaigrettes maison aux recettes du commerce, sources d'additifs, mais ça, vous l'avez compris !

DITES-MOI DR.GOOD ?

**Et les PRÉbiotiques ?**

**Les prébiotiques sont des « constituants alimentaires non digestibles qui, dans la flore colique, stimulent sélectivement une ou un nombre limité de bactéries reconnues pour leurs effets bénéfiques sur la santé de l'hôte » (Roberfroid, 2000). Se comportent ainsi des fibres spécifiques comme les fructo-oligosaccharides (FOS) ou les galacto-oligosaccharides, qui favorisent le développement des bactéries présentes dans le côlon. On les trouve dans l'ail, les artichauts, les asperges, les bananes, la ciboulette, les échalotes, les endives, les pissenlits, la salade chicorée, les oignons, les poireaux, les salsifis, les topinambours...**

## Je privilégie les produits bruts

De manière générale, mais encore plus en cas de syndrome de l'intestin irritable, il faut absolument diminuer au maximum la consommation de produits ultratransformés, c'est-à-dire qui ont fait l'objet de transformations industrielles et qui contiennent de nombreux additifs : sodas, céréales du petit déjeuner, purées en flocons, plats préparés, crèmes dessert, soupes en sachets, pains de mie, cubes de bouillon, sauces vinaigrettes...

### En pratique

Il reste hélas un peu difficile de tout faire maison, alors, si on doit acheter certains de ces produits, on choisit ceux qui contiennent le moins d'additifs possible. Si on voit que la liste d'ingrédients contient beaucoup de (au choix) : conservateurs, émulsifiants, colorants, exhausteurs de goût, édulcorants, etc., on repose. On évite surtout les édulcorants, qu'on ajoute nous-mêmes dans nos boissons chaudes, et les polyols (utilisés dans les bonbons, chewing-gums et biscuits sans sucre), ainsi que les émulsifiants (largement présents dans les plats cuisinés, les glaces, les sauces...) et les conservateurs (salades de traiteur, charcuterie...).

## Je mange complet ou semi-complet

Vous êtes habitué aux pâtes, riz, pain blancs ? Si vous avez tendance à la constipation, passez aux versions complètes ou semi-complètes de ces aliments pour augmenter les apports en fibres, en y allant progressivement pour habituer le système digestif. Car, en cas d'intestins fragiles, l'excès de fibres peut occasionner des gonflements, ballonnements et autres troubles du transit.

## En pratique

Si vous trouvez que les produits complets ne vous réussissent pas, ne vous acharnez pas et passez aux versions semi-complètes, qui restent intéressantes côté fibres et seront plus faciles à digérer. Si les légumes secs ne vous posent pas de problèmes sur le plan digestif, vous pouvez aussi penser aux pâtes faites à 100 % avec des farines de lentilles, par exemple : elles sont encore plus riches en protéines et en fibres.

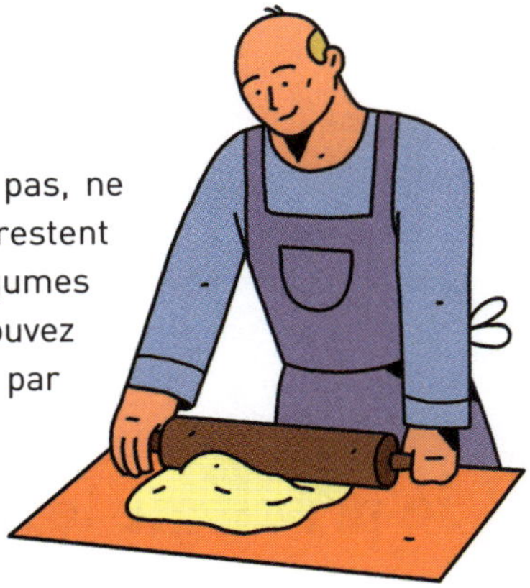

# Je customise mes recettes *junk food* en *junk good*

Paninis, pizzas, burgers, onion rings, quesadillas et autres fish and chips... On réduit vite et largement sa consommation de ce type d'aliments s'ils font partie des menus de façon régulière. Si une furieuse envie de pizza ou de burger nous prend, on les choisit de qualité, chez un artisan plutôt que surgelés ou dans une chaîne, et on les accompagne de légumes – non, non, les frites ne sont PAS des légumes ! Et on compense au repas suivant en prévoyant un menu sain, à base d'aliments bruts et riches en nutriments intéressants : poisson blanc, légumes secs ou céréales complètes, légumes crus ou cuits, laitage nature et fruit frais. Encore mieux, on les fait maison !

## En pratique

- Pour une pizza : on fait de la pâte maison (250 g de farine T55 + 1 sachet de levure déshydratée + 2 c. à s. d'huile d'olive + un peu de sel + de l'eau pour obtenir une boule de pâte élastique, le tout levé 2 h). On ajoute du coulis de tomates, du jambon Label Rouge, de la mozzarella – pour éviter le jambon aux nitrites et polyphosphates et le fromage reconstitué – et quelques olives noires.
- Pour un fish and chips : on prend un filet chez le poissonnier, on le passe dans un peu d'œuf puis de la chapelure maison, et à la poêle dans un peu d'huile d'olive. Et pour les frites, maison et au four, ce sera parfait.

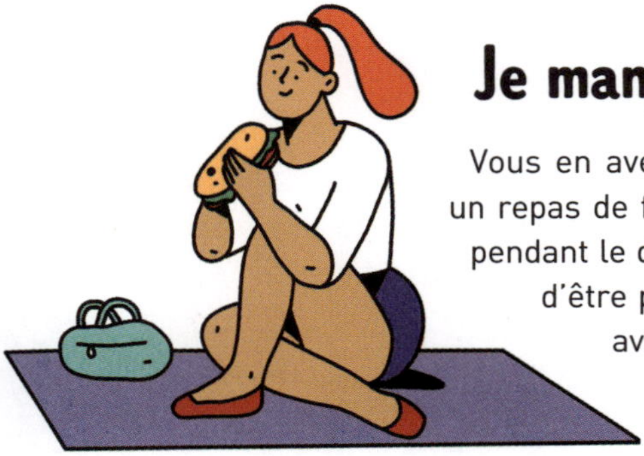

# Je mange dans le calme

Vous en avez sans doute déjà fait l'expérience : une dispute pendant un repas de famille, une discussion un peu houleuse avec votre conjoint pendant le dîner, ou avec des collègues à la pause déj', c'est la garantie d'être plié en deux les heures qui suivent. Pareil pour un sandwich avalé devant votre ordinateur, entre un coup de téléphone et la préparation d'une réunion.

## En pratique

- Pour une digestion en douceur, il faut absolument s'installer dans un endroit calme, assis à une table ou au moins sur un banc dans un parc, et pas debout en marchant dans la rue, et prendre le temps de mastiquer chaque bouchée. Personne ne va vous voler votre casse-croûte.
- Concentrez-vous sur ce que vous êtes en train de mâcher et essayez de n'avaler vos aliments que lorsqu'ils sont réellement réduits en bouillie. Au début, ce n'est pas évident, mais le rythme se prend vite, promis. En outre, le cerveau a besoin de vingt minutes pour ressentir la satiété : manger plus lentement vous aidera donc à manger moins, et vous vous sentirez aussi plus léger en sortant de table.
- Le cerveau aura en outre le temps de produire les signaux nécessaires à une bonne digestion (sécrétion d'enzymes, signaux de satiété...). On veille aussi à manger à heures régulières !

**DITES-MOI DR.GOOD ?**

### Les compléments de probiotiques, c'est utile ?

**Les probiotiques sont bénéfiques, mais seulement si :**

- **on a une alimentation équilibrée en parallèle,**
- **on mange aussi des prébiotiques (voir p. 37) pour nourrir les probiotiques,**
- **on choisit la bonne souche. Par exemple, si on digère mal les légumes secs, on prendra plutôt *Lactobacillus casei* ; si on ballonne à cause des produits laitiers, plutôt *Streptococcus thermophilus*, etc.**

**Donc mieux vaut suivre les préconisations d'un médecin ou d'un pharmacien formé et éviter d'acheter n'importe quel mélange tout prêt.**

**Attention : les probiotiques sont déconseillés en cas de SIBO ou de SIFO, car une mauvaise souche pourrait aggraver le problème.**

# Je privilégie les bonnes graisses

Les oméga-3 ont un effet anti-inflammatoire bénéfique pour l'intestin et aident à renforcer ses jonctions serrées, le protégeant ainsi de la perméabilité. Ils favorisent également la croissance des bactéries intestinales. À l'inverse, les oméga-6 (produits industriels, huile de tournesol, maïs, pépins de raisin...) favorisent l'inflammation, et les graisses cuites et saturées (viandes rouges, produits industriels, sauces au beurre ou à la crème entière, préparations type saucisses, boulettes, fritures...) perturbent la digestion.

## En pratique

On mange au moins un poisson gras (sardine, hareng, maquereau...) par semaine, en se limitant en parallèle à une viande rouge. On assaisonne ses crudités avec des huiles riches en oméga-3 (colza, lin, chanvre, cameline...), et on les customise avec des graines (lin, chanvre, chia...) et des noix. Des chercheurs de l'université de l'Illinois (États-Unis) ont ainsi mesuré l'impact de la consommation de noix sur la flore intestinale. Après deux semaines d'une alimentation apportant 42 g de noix par jour, ils ont observé une plus grande quantité de bactéries bénéfiques. Une bonne raison d'en manger plus !

# Je privilégie les eaux minérales riches en magnésium

C'est le bon combo contre la constipation ! D'une part, car l'hydratation est essentielle au bon fonctionnement du transit : 1,5 litre d'eau par jour, c'est ce qu'il faut pour compenser une partie des pertes en eau du corps, le reste étant apporté au cours des repas par celle contenue dans les aliments. D'autre part, car le magnésium aide à lutter contre la constipation : il augmente le volume d'eau dans le tube digestif, il détend les muscles de la paroi intestinale et agit comme un laxatif doux.

## En pratique

On emporte avec soi une grande bouteille d'eau magnésienne : c'est le cas à partir de 50 milligrammes de magnésium par litre. On regarde donc sur l'étiquette, et on la boit dans la journée. Là encore, on ne pèche pas par excès : en quantité trop importante, le magnésium peut avoir un effet trop laxatif et entraîner l'effet inverse à celui souhaité...

# Je remplace...

| | |
|---|---|
| Un verre de jus ou de soda... | ... par un verre de kéfir de fruits |
| Des biscuits apéro... | ... par des amandes non salées |
| Du pain blanc... | ... par du pain au levain |
| Des biscuits allégés au rayon diététique (aux édulcorants)... | ... par des biscuits maison avec une farine semi-complète et moitié moins de sucre que dans la recette |
| Le sucre dans le thé ou le café... 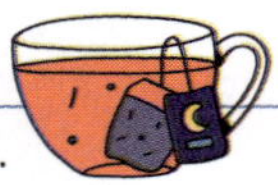 | ... par un meilleur thé ou café (si vous mettez du sucre, c'est que le thé est amer ou le café trop acide) |
| Des pâtes blanches... | ... par des pâtes au sarrasin, au quinoa, à l'épeautre, complètes ou semi-complètes... |
| Des yaourts aux fruits du commerce | ... par des yaourts nature (pourquoi pas maison) avec un peu de compote ou des dés de fruits frais |
| Un burger acheté en chaîne de fast-food... 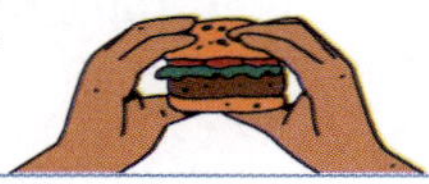 | ... par un burger maison avec un petit pain aux céréales du boulanger, une sauce fromage blanc/ciboulette, un steak haché maigre de chez le boucher, tomates et salade bio |
| Une vinaigrette à l'huile de tournesol... | ... par une vinaigrette à l'huile d'olive et/ou de colza (ou lin, chanvre, caméline...) |
| Une grande salade repas avec tomates, concombre, carottes et chou rouge râpés... | ... par une grande salade repas avec un peu de quinoa et des légumes cuits (courgettes grillées, haricots verts...) |

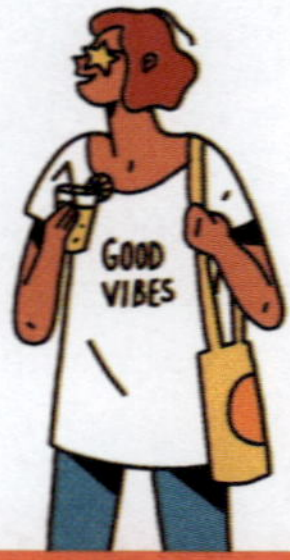


Chapitre 2

# La bonne hygiène de vie

**N'oubliez pas : notre intestin est aussi notre « deuxième cerveau ». Une bonne raison d'être aux petits soins pour lui, de lui apporter du calme et de l'exercice : exactement ce qu'il lui faut.**

## Je fais du sport, mais pas comme une brute

Un peu de sport, l'intestin adore : il stimule la circulation sanguine ainsi que le péristaltisme (l'alternance entre la contraction et la relaxation de ses muscles), et améliore donc le transit. Des études ont montré qu'une activité modérée et régulière avait un impact positif sur la composition du microbiote, en particulier sur l'augmentation des espèces bénéfiques. Mais point trop n'en faut : trop de sport ou des exercices trop intenses fragilisent la muqueuse intestinale et augmentent sa perméabilité. Les sportifs de haut niveau souffrent ainsi de troubles digestifs fréquents. Attention donc à tous les sports intenses et surtout à fort impact : running, basket, tennis, CrossFit, etc., dont les chocs répétés malmènent l'intestin.

### En pratique

Plutôt que de faire une grosse séance de sport par semaine, mieux vaut une activité physique modérée au moins trois fois par semaine : vélo, natation, gym douce, marche rapide… Et si vous souffrez régulièrement de ballonnements après vos séances, revoyez-les à la baisse en fréquence et en intensité, le temps

### SPÉCIAL *RUNNERS*

**Vous courez souvent ? Alors ça vaut la peine d'investir dans des chaussures à bon amorti, et de retravailler votre foulée pour moins taper le sol. Et ne partez pas courir aussitôt après un repas : attendez au moins deux à trois heures. Pendant l'effort, le sang est en effet détourné du tube digestif pour approvisionner les muscles. Du coup, si une digestion est en cours, celle-ci se fera moins vite et moins bien, avec des risques de fermentation. En revanche, ne jamais se bouger favoriserait les dysbioses.**

de retrouver un bon confort. Ensuite, recommencez mollo. Pensez aussi à bouger au maximum au quotidien : levez-vous régulièrement de votre bureau, préférez les escaliers à l'ascenseur, allez au moins en partie au travail à pied, prenez autant que possible le vélo...

# J'adopte des postures de yoga spécial transit

Le yoga est bien connu pour sa faculté à apaiser, à détendre muscles et organes, à améliorer la respiration... Exactement les bases d'une bonne digestion et d'un bon transit ! Et il existe des postures pour travailler cette zone en particulier, notamment des torsions qui massent et stimulent les organes internes, surtout si on les accompagne de respirations profondes.

## Deux postures spécial transit

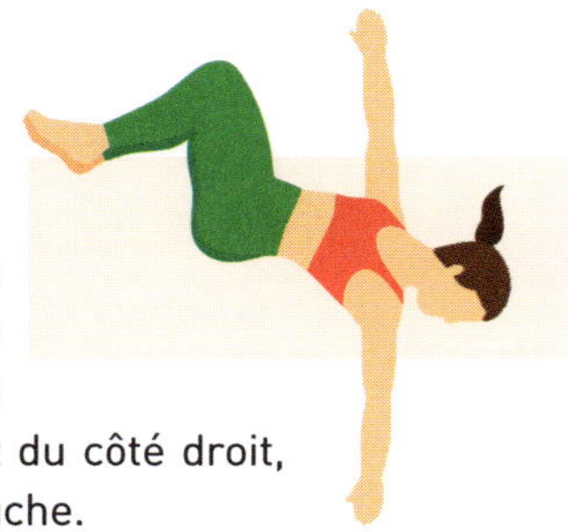

### La torsion au sol

Allongé sur le dos, pliez les genoux puis ramenez-les vers la poitrine. Étendez les bras de chaque côté, en croix. Déplacez les jambes pliées sur le côté gauche en gardant les deux épaules au sol, la tête se tourne du côté droit. Tenez quatre respirations profondes, puis ramenez les jambes sur la poitrine et la tête droite. Recommencez du côté droit, en déposant les jambes côté droit et en tournant la tête vers la gauche.

### La demi-torsion assise

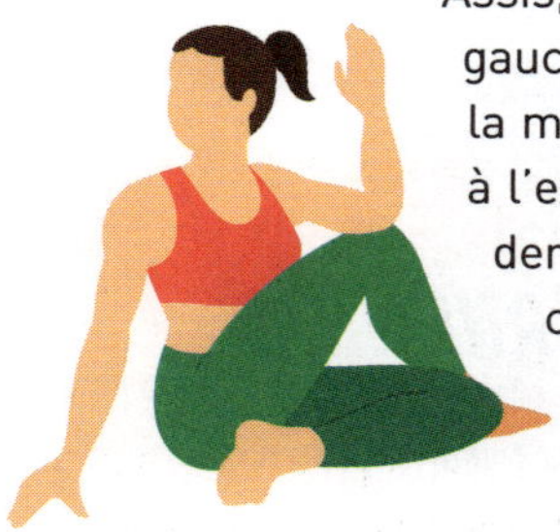

Assis, venez poser le pied et le mollet de la jambe gauche au sol, le pied gauche contre la fesse droite. Le pied droit est devant le pied gauche. Levez la main gauche à l'inspiration et venez caler le coude gauche à l'expiration, à l'extérieur du genou droit, en plaçant le bout des doigts de la main droite derrière vous pour l'équilibre. Inspirez en vous grandissant, en étirant la colonne vertébrale, et, en expirant, pivotez le buste vers la droite, en gardant les épaules sur le même plan et la colonne toujours bien droite. Tenez trois à quatre respirations profondes, puis revenez en position neutre et recommencez de l'autre côté.

# Je lutte contre le stress

C'est évidemment plus facile à dire qu'à faire. S'il est parfois possible de résoudre la cause d'un stress (changer de poste quand on craque au travail à cause d'un collègue, régler un conflit en famille, etc.), il en est une foule sur lesquels on ne peut pas agir. Il ne nous reste donc qu'à essayer de gérer au mieux la façon dont nous le vivons.

- Exercices de respiration (ou cohérence cardiaque), méditation, yoga, etc., peuvent aider.

- De même, si le coloriage, la broderie, la lecture ou la musique vous apaisent, prenez le temps de vous octroyer des petits moments pour ces activités.
- Faites aussi des pauses dans la journée. Oui, même si vous avez une pile de dossiers en cours, ce ne sont pas cinq ou dix minutes de break qui vont retarder leur rendu. Au contraire, car vous aurez gagné en calme et en efficacité.
- Vous pouvez aussi vous supplémenter en magnésium, antistress, ou opter pour des plantes adaptogènes (éleuthérocoque, ginseng...). Demandez conseil à votre pharmacien.

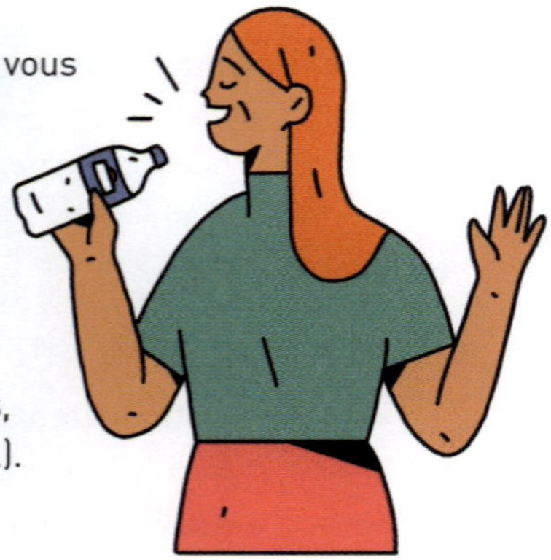

### Un exercice de respiration abdominale antistress

Vous ballonnez à chaque contrariété ? Et comme le stress ne manque pas, il faut apprendre à le gérer au quotidien. Le bon réflexe : un exercice de respiration abdominale, qui va aussi masser les organes internes. Matin et soir, par exemple avant le lever et au coucher, allongé sur le dos, on inspire en gonflant le ventre, puis, à l'expiration, les poumons se vident et le ventre se creuse. Une dizaine de fois. Ensuite, on répète l'exercice, cette fois en bloquant la respiration à la fin de l'expiration en rentrant le ventre et en aspirant le nombril contre la colonne, pendant quelques secondes. On recommence trois ou quatre fois.

# J'adopte les remèdes de grand-mère

## Les tisanes, action sur tous les fronts !

- **En cas de ballonnements** qui donnent l'impression de prendre deux tailles de pantalon, on mise sur les plantes luttant contre la fermentation et facilitant l'expulsion des gaz : graines de fenouil, de carvi, d'anis vert, d'aneth, d'angélique, de cumin...
- **En cas de gaz vraiment malodorants,** on choisit plutôt des plantes antiseptiques : sarriette fleurie, origan, serpolet, thym, sauge.

→ Dans les deux cas, on fait infuser pendant 10 minutes 1 c. à c. de plante (une seule ou en mélange) dans 20 cl d'eau frémissante (½ c. à c. pour le carvi ou l'aneth). À boire dans la journée en cas de douleurs, mais aussi 15 à 20 minutes avant les repas.

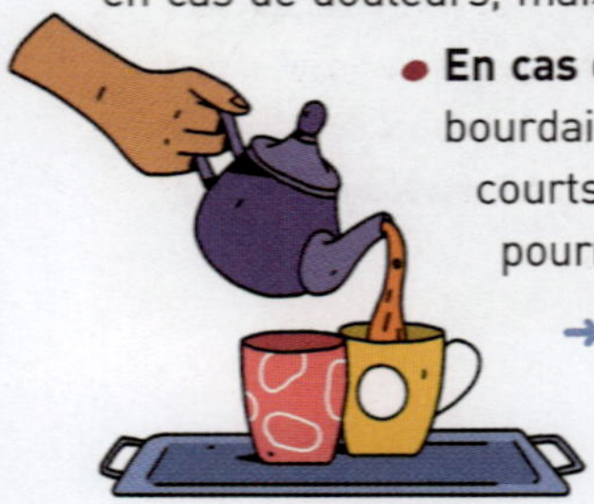

- **En cas de constipation,** on opte pour des infusions de fleurs de mauve ou de bourdaine, aux effets laxatifs. En commençant par des temps d'infusion très courts pour tester la réaction de l'organisme : 1 à 2 minutes, ça suffit. Vous pourrez ensuite laisser infuser plus longtemps pour un effet plus important.

→ À boire après le dîner, ponctuellement, pour ne pas habituer les intestins, sachant que l'effet se fera sentir au réveil et dans la matinée du lendemain.

- **En cas de diarrhées,** on mélange des plantes antispasmodiques (mélisse, verveine, basilic), antimicrobiennes (origan, sauge, myrtilles) et astringentes (écorce de chêne, racine de ratha-nia, aigremoine). Ces dernières se préparent en décoction : on les fait alors bouillir entre 3 et 10 minutes au lieu de les laisser infuser, puis on ajoute les autres, de son choix, qui doivent infuser une dizaine de minutes. À boire deux fois par jour.

## L'argile, la régulatrice

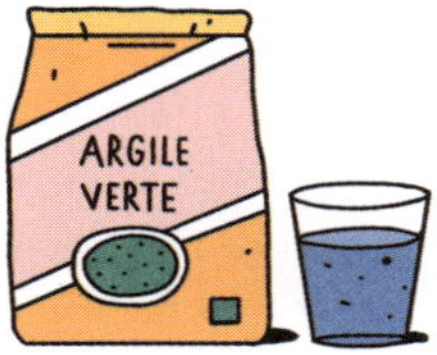


- **En cas de ballonnements,** l'argile blanche agit comme un pansement gastro-intestinal, qui soulage les douleurs et absorbe les gaz.

  Mode d'emploi : on en délaye 2 c. à c. dans un verre d'eau. On laisse reposer toute la nuit et, le lendemain matin, à jeun, on boit l'eau qui surnage, et non l'argile qui s'est déposée au fond du verre. Attention à ne pas en faire une habitude : on la réserve à un usage ponctuel, car elle peut limiter l'absorption des nutriments. Et on veille aussi à ne pas prendre de médicaments en même temps, car elle pourrait contrecarrer leur assimilation. On la choisit bien blanche, plus douce que la verte, et on vérifie sur l'emballage qu'elle respecte les normes en matière de teneur en métaux lourds.
- **En cas de diarrhées,** on peut passer à l'argile verte, pour éliminer plus rapidement les toxines liées à la diarrhée et réguler le transit. On délaye 1 cuillerée à soupe d'argile verte dans un verre d'eau, on laisse reposer toute la nuit et, le lendemain matin, à jeun, on remue le tout et on boit. De la même façon, on se limite à un usage ponctuel pour éviter une constipation, et on la prend à distance des médicaments.

## Le charbon végétal, contre les gaz

Grâce à ses propriétés adsorbantes (voir encadré), il capte les gaz dans ses micropores et les évacue dans les selles. On le prend à raison d'une cuillerée à soupe ou d'une à deux gélules, une à deux fois par jour, en cas de ballonnements, à distance des repas et de la prise de médicaments. Il capte en effet aussi les bons nutri-ments des aliments, tout comme les principes actifs des médicaments, attention donc si vous prenez une pilule contraceptive ou un médicament pour la thyroïde. On en fait une cure de quelques jours, en arrêtant aussitôt s'il constipe. En cas de diarrhées, il est aussi intéressant car il permet de nettoyer l'intestin et de normaliser le transit (deux capsules, deux à trois fois par jour).

### L'ADSORPTION

**Minute culture ! L'adsorption est un phénomène de surface : des molécules de gaz ou de liquides se fixent sur les surfaces solides des adsorbants, contrairement à l'absorption, au cours de laquelle les gaz et liquides sont retenus dans la totalité du volume de l'adsorbant. Le charbon est ainsi un adsorbant.**

# Les alliés anticonstipation

## Le psyllium

Très riche en fibres solubles, l'enveloppe des grains de psyllium a la propriété d'absorber les liquides en quantité. Il est ainsi préconisé en cas de constipation, accompagné d'un grand verre d'eau, car, en gonflant, les fibres vont former un gel volumineux : elles vont stimuler l'avancée des selles dans le côlon et accélérer le transit. Sans goût, on peut en mélanger le matin à une cuillerée à café dans un yaourt ou un verre d'eau, que l'on mange ou boit aussitôt. Et on ne dépasse pas la dose recommandée. Il se trouve dans les magasins bio.

## Les graines de lin

Leur intérêt : leur richesse en fibres mucilagineuses qui protègent la muqueuse intestinale et régulent le transit en douceur. Il en existe deux variétés : le lin brun et le lin doré. Le lin brun a une coque un peu plus dure, le lin doré, un peu moins, ce qui le rend plus intéressant en cas d'intestins fragiles. La bonne idée : en faire un petit déjeuner spécial transit en faisant tremper une ou deux cuillerées à café de graines de lin dans du lait (végétal ou demi-écrémé), des flocons d'avoine et de fruits séchés. Le lendemain matin, il suffit de remuer, c'est prêt ! On peut aussi en parsemer des yaourts, des compotes, des soupes, des plats chauds (riz, pâtes...) ou des salades composées.

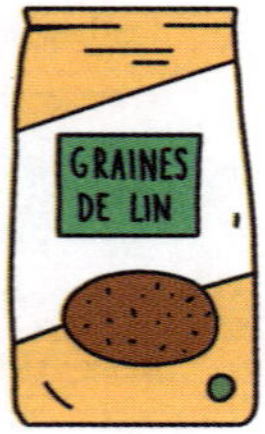


## Le son d'avoine

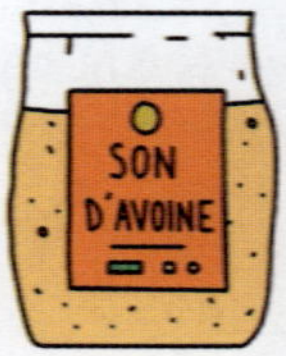


Riche en fibres solubles, mais moins que le psyllium, il s'agit de l'enveloppe des grains d'avoine. On peut en mettre une cuillerée à soupe dans un bol de petit déjeuner, dans une compote, un bol de soupe ou dans une préparation : gratin, pain, muffins, pancakes... À ne pas confondre avec le son de blé, qui, lui, est très riche en fibres insolubles. Très efficace contre la constipation, il est aussi très irritant : on lui préfère donc le son d'avoine, beaucoup plus doux, que l'on trouve en magasins bio, mais aussi au rayon diététique des grandes surfaces.

## La spiruline

Cette micro-algue d'eau douce est connue pour sa teneur élevée en protéines, chlorophylle, vitamines, minéraux et antioxydants... Mais elle est aussi une excellente alliée pour le transit. On peut commencer par quelques pincées, pour arriver à une cuillerée à café bien bombée par jour. Attention, son goût peut surprendre, mieux vaut donc la diluer dans un potage ou un smoothie, par exemple.

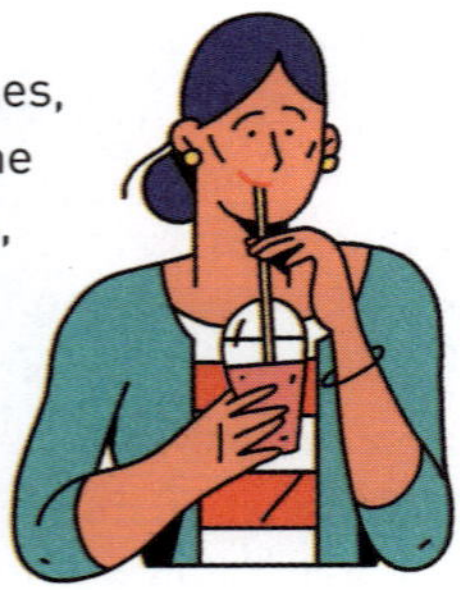

## LES COUPS DE POUCE HOMÉO

- **Quand les contrariétés et le stress déclenchent de l'aérophagie : *Ignatia* 7CH, cinq granules le matin pendant un mois, à répéter ensuite plusieurs fois dans la journée si nécessaire.**
- **Quand les douleurs sont calmées en ramenant les jambes pliées sur le ventre : *Colocynthis* 5CH, trois granules trois fois par jour.**
- **Quand les douleurs sont au contraire aggravées par la position pliée, mais améliorées par le fait d'être en mouvement, de s'étirer : *Discorea villosa* 5CH, deux granules matin, midi et soir.**

### La glutamine, pour cicatriser

Cet acide aminé, qu'on trouve naturellement dans les aliments comme la viande ou le poisson, joue un rôle dans le maintien de l'intégrité de la paroi intestinale et aide à sa cicatrisation. C'est donc un bon coup de pouce en cas d'intolérances alimentaires. On trouve la glutamine en poudre ou en gélules : on recommande d'en prendre 5 grammes par jour environ, dilués dans un grand verre d'eau, pendant six mois.

## Je me masse

L'objectif du massage : détendre les muscles pour soulager les douleurs des spasmes et améliorer le transit. C'est un excellent complément à la prise en charge alimentaire.

### Pour apaiser les douleurs

On pose les mains sur le ventre à plat de chaque côté du nombril, majeurs presque joints. En expirant, on ramène les paumes l'une vers l'autre en appuyant doucement sur le ventre. Ou encore, on masse le plexus solaire pendant plusieurs minutes, avec un mouvement de rotation et en appuyant un peu, et on termine en appuyant plus fortement. Détente immédiate !

### Pour lutter contre la constipation

On stimule le côlon sigmoïde, là où sont stockées les selles, juste avant le rectum : on commence par masser doucement le ventre en suivant le trajet du côlon ascendant, transverse, puis descendant, dans le sens des aiguilles d'une montre. On trouve ensuite le côlon sigmoïde, au-dessus de la crête iliaque gauche. On le masse en cercles, en donnant un mouvement dirigé vers l'intérieur (vers le rectum) et vers le bas. On recommence le massage en repartant du bas du côlon ascendant, en appuyant un peu plus avec la paume de la main, sans forcer, bien sûr, et en terminant par le côlon sigmoïde, toujours en dirigeant les mouvements vers le bas et vers l'intérieur. On reproduit ce massage une dizaine de minutes. On peut tenter d'aller aux toilettes aussitôt après.

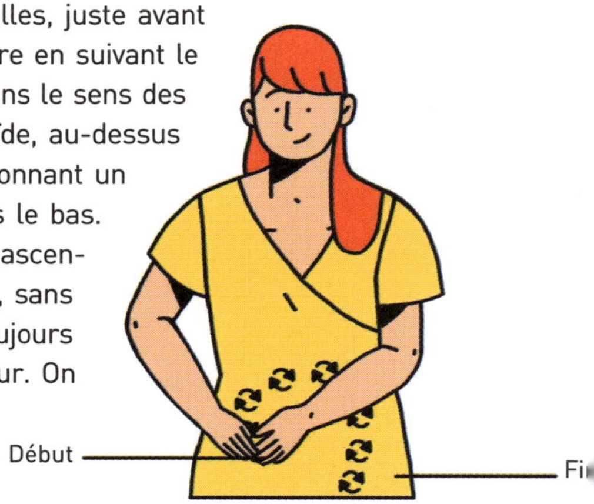

## Je teste les huiles essentielles spécial ventre

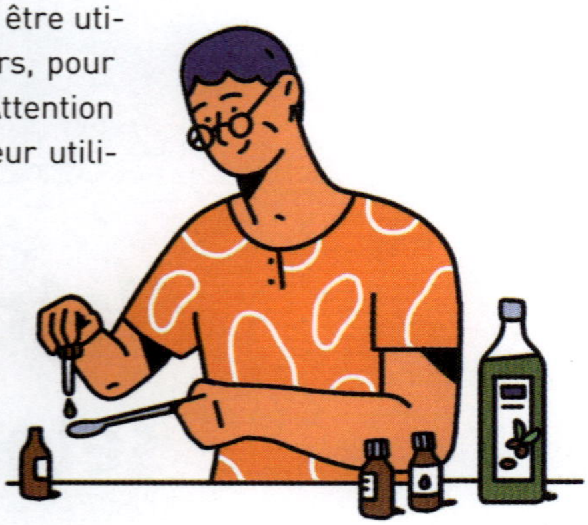

Efficaces contre les ballonnements, elles doivent néanmoins être utilisées ponctuellement, en cas de soucis et non au long cours, pour éviter de provoquer des irritations, voire des intoxications. Attention aussi chez les femmes enceintes et les enfants : on évite leur utilisation par mesure de précaution.

**Par voie orale :** dans un flacon propre, mélanger 20 gouttes d'HE de carvi (pour expulser les gaz), 20 gouttes d'HE de coriandre (antibactérienne) et 40 gouttes d'HE de basilic exotique (antispasmodique). Secouer, puis délayer 2 gouttes de ce mélange dans 1 cuillerée à café d'huile d'olive, à prendre trois fois par jour avant chaque repas.

**Par voie externe :** dans un flacon, mélanger 15 millilitres d'huile végétale, 10 gouttes d'HE de cardamome, 10 gouttes d'HE de basilic exotique et 10 gouttes d'HE de petit grain bigarade (apaisant). Chauffer un peu du mélange entre les mains et masser le ventre dans le sens des aiguilles d'une montre.

## Je ne me retiens pas

Envie d'aller aux toilettes ? Idéalement, on ne se retient pas pour d'obscures raisons – « Mamour est dans la pièce à côté, c'est pas possible », « Je ne suis pas chez moi, j'aime pas »... Si on se retient, les selles vont se déshydrater, devenir plus dures, et des risques de constipation vont apparaître. Du coup, il va falloir forcer, et vive les hémorroïdes ou les soucis de périnée ! En outre, on va entretenir une fermentation dans l'intestin au lieu de le vider. L'envie est passée ? On peut essayer de la réveiller en buvant un thé ou un café, aux effets doucement laxatifs, ou une infusion. On peut aussi mettre un petit rehausseur sous les pieds quand on va aux toilettes pour favoriser l'angle d'évacuation. Pas très glamour, mais il faut ce qu'il faut...

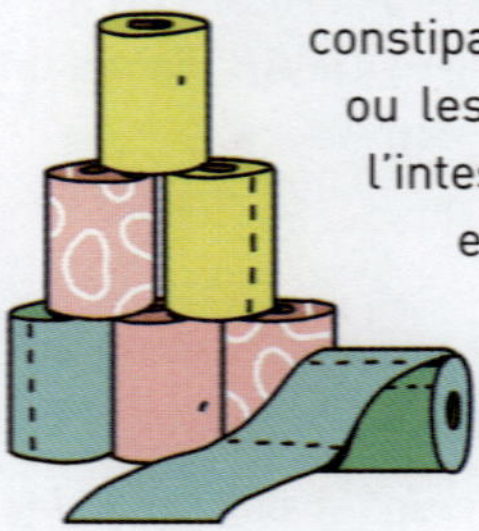

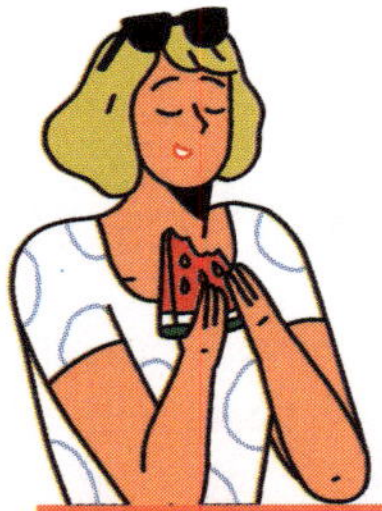

Chapitre 3

# Votre programme selon votre profil

**Vous connaissez maintenant un peu mieux votre intestin, ses points forts et ses points faibles. Vous avez aussi mieux ciblé vos propres erreurs. Passez donc maintenant à l'action pour apaiser les tensions !**

## Profil 1 : L'intolérant ou l'hypersensible

Vous êtes intolérant au lactose ou aux FODMAP, vous êtes hypersensible au gluten – mais sans être diagnostiqué cœliaque –, ou vous êtes diagnostiqué intolérant au gluten – donc cœliaque ? Voici la base de vos menus : une alimentation sans gluten, avec des aliments porteurs du logo « épi barré » en cas de maladie cœliaque, sans lactose et à faible teneur en FODMAP. Faites un essai sur une semaine, vous devriez déjà vous sentir mieux. Et continuez comme ça !

### Vos trois objectifs principaux :

1. **Éviter le blé,** pour son gluten ou ses fructanes, qui peuvent tous deux poser problème aux intestins sensibles.

2. **Remplacer les produits laitiers frais** (yaourts, fromages blancs, fromages frais…) par des équivalents végétaux, mais booster ses apports en calcium par ailleurs grâce à des fromages affinés, des eaux minérales riches en calcium, des oléagineux…

3. **Stopper complètement les aliments transformés,** sources d'additifs.

# Une semaine de menus sans fauteurs de troubles

## Jour 1

| Petit déjeuner | Déjeuner | Dîner |
|---|---|---|
| Boisson chaude sans sucre ni édulcorant<br>Lait végétal (soja, amande)<br>Flocons d'avoine sans gluten<br>½ pamplemousse | Carottes râpées aux éclats de noix<br>Aiguillettes de poulet, riz basmati<br>Ramequin de fruits rouges | Salade de roquette, huile d'olive et quelques tomates cerise<br>Tofu poêlé aux pommes de terre et haricots verts<br>Yaourt au lait de coco (sans sucre ajouté) |

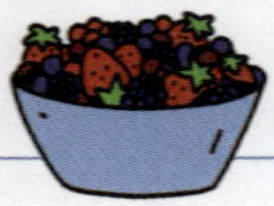

### LE BON CONSEIL DE Dr. Good!

**Côté riz, préférez le basmati : son index glycémique est bas (entre 45 et 50), donc il est bien plus intéressant que le riz blanc classique sur ce plan, et il est beaucoup plus digeste que le riz complet, irritant pour l'intestin.**

### LE BON CONSEIL DE Dr. Good!

**Attention, n'oubliez pas de choisir vos bananes bien mûres, à la chair souple et à la peau tachetée de noir : elles seront plus douces pour les intestins. Une banane peu mûre sera beaucoup plus indigeste.**

## Jour 2

| Petit déjeuner | Déjeuner | Dîner |
|---|---|---|
| Boisson chaude sans sucre ni édulcorant<br>Yaourt au soja<br>Pain sans gluten, fine couche de beurre ou de purée d'amandes<br>Ramequin de myrtilles | Salade de mâche, huile de noix<br>Omelette au comté (30 g) et aux fines herbes, sarrasin<br>Yaourt au lait de coco | Velouté de courgettes<br>Saumon vapeur, écrasé de pommes de terre<br>Banane bien mûre |

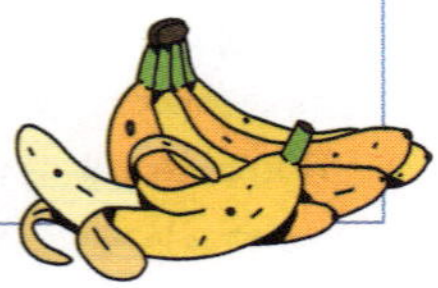

## Jour 3

| Petit déjeuner | Déjeuner | Dîner |
|---|---|---|
| Boisson chaude sans sucre ni édulcorant<br>Yaourt au lait d'amande<br>Tartines craquantes 100 % sarrasin type Pain des Fleurs, fine couche de beurre ou de purée d'amandes<br>Clémentine | Salade d'endives aux dés de roquefort ou de comté<br>Crevettes poêlées, purée de carottes au curry<br>Quelques cubes d'ananas | Salade de haricots verts à l'estragon<br>Cabillaud, quinoa aux dés de courgettes<br>Yaourt au lait de coco |

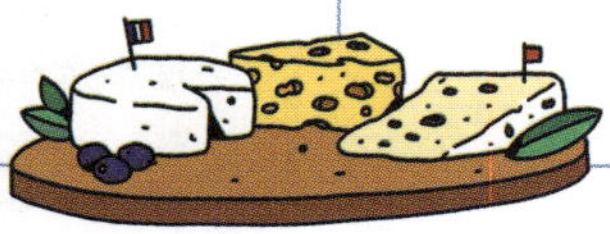

### LE BON CONSEIL DE Dr. Good!

**Si vous aimez le fromage, ajoutez-en un peu dans vos salades pour les doper en calcium, à condition de le choisir affiné : il ne contient alors plus de lactose (ou seulement des traces). En revanche, évitez les fromages frais où il est encore présent.**

### LE BON CONSEIL DE Dr. Good!

**Entre le lait et la farine, la béchamel traditionnelle peut avoir du mal à passer. Optez pour une version sans gluten et sans lactose : délayez 20 grammes de Maïzena dans 20 centilitres de lait de riz ou de soja, puis chauffez le tout dans une casserole sans cesser de mélanger, jusqu'à obtention d'une sauce onctueuse. Ôtez du feu, salez, poivrez et utilisez ensuite pour lier des épinards, napper des légumes et en faire des gratins...**

## Jour 4

| Petit déjeuner | Déjeuner | Dîner |
|---|---|---|
| Boisson chaude sans sucre ni édulcorant<br>Porridge de flocons d'avoine (cuits 5 min dans du lait d'amande ou de soja) parsemé de cannelle et de quelques amandes effilées | Salade de cœurs de palmier<br>Rôti de porc, épinards à la béchamel maison (voir encadré) et parmesan râpé<br>Ramequin de fraises | Velouté de carottes<br>Salade composée : quinoa, 2 œufs mollets, mâche, quelques dés de concombre et de comté, huile de noix<br>Ramequin de compotée d'ananas (sans sucre) |

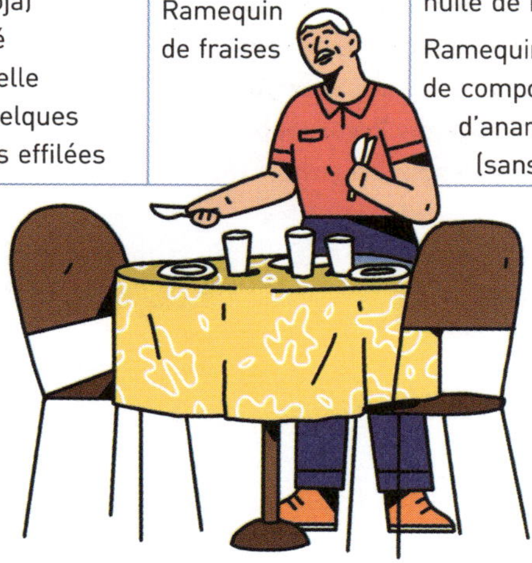

## Jour 5

| Petit déjeuner | Déjeuner | Dîner |
|---|---|---|
| Boisson chaude sans sucre ni édulcorant<br>Smoothie *bowl* (1 banane bien mûre mixée avec 1 yaourt au lait de coco, dans un bol, garni de flocons d'avoine, de quelques myrtilles et d'amandes effilées) | Salade de concombre à l'aneth<br>Sardines à l'huile égouttées, écrasé de patates douces à la coriandre<br>Clémentine | 6 huîtres, pain sans gluten légèrement beurré, citron<br>Nouilles de riz, dés de potiron rôti, sésame et coriandre<br>Yaourt au lait de coco au coulis de chocolat noir (1 carré fondu avec un peu d'eau, versé sur le yaourt) |

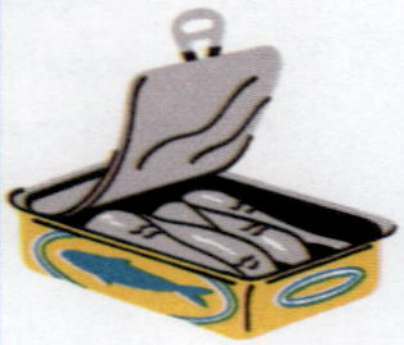

### LE BON CONSEIL DE Dr. Good!

**Si vous limitez les produits laitiers, mangez des sardines ! Si, si, vous avez bien lu : je vais même ajouter AVEC leurs arêtes. La raison est simple, les arêtes des sardines sont riches en calcium : 333 milligrammes pour 100 grammes. À titre de comparaison, un yaourt en apporte 128. Et le procédé de mise en conserve à l'huile les rend tendres : on peut les manger sans aucun souci.**

### LE BON CONSEIL DE Dr. Good!

**Sur le plan des FODMAP, tous les poivrons ne se valent pas : le vert ne passe pas bien, le rouge, mieux. Et selon votre tolérance personnelle, la peau peut poser souci : n'hésitez donc pas à les peler, soit à l'aide d'un économe spécial peaux fines en magasins spécialisés, soit en les faisant cuire au four sous le gril, une quinzaine de minutes, de tous les côtés, pour que la peau boursoufle et se décolle.**

## Jour 6

| Petit déjeuner | Déjeuner | Dîner |
|---|---|---|
| Boisson chaude sans sucre ni édulcorant<br>Yaourt au lait de coco<br>Tartines craquantes 100 % sarrasin, fine couche de beurre ou de purée d'amandes<br>1 kiwi | Salade de germes de soja à la coriandre<br>Poulet à la provençale (avec des bâtonnets de poivron rouge pelé), riz basmati<br>30 g de comté | Céleri râpé à l'huile d'olive et au jus de citron<br>Filet de merlan, courgettes grillées et quinoa<br>Yaourt à l'amande et coulis de framboises (sans sucre ajouté) |

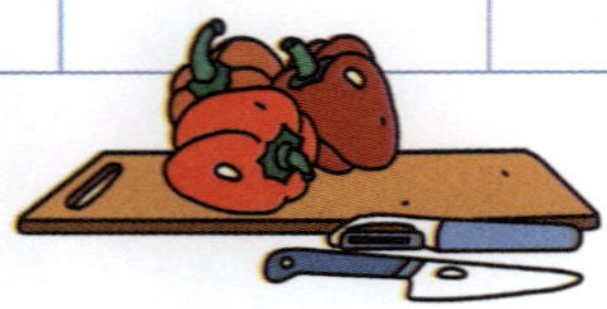

## Jour 7

| Petit déjeuner | Déjeuner | Dîner |
|---|---|---|
| Boisson chaude sans sucre ni édulcorant<br>Porridge de flocons d'avoine sans gluten au lait d'amande<br>Quelques fraises | Radis à la croque, pain sans gluten légèrement beurré<br>Parmentier maison (bœuf effiloché, purée de pommes de terre)<br>Ramequin de fruits rouges aux amandes effilées | Velouté de courgettes aux amandes effilées<br>Salade frisée avec 1 œuf dur, haricots verts et lanières de saumon fumé<br>Yaourt au lait de coco aux dés de banane |

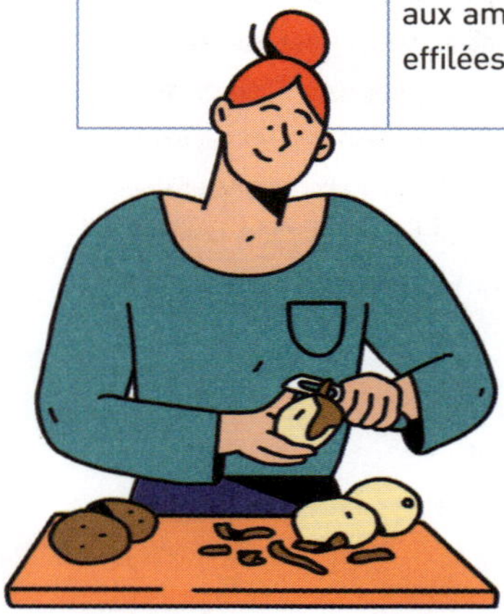

### LE BON CONSEIL DE Dr. Good!

**Pour assaisonner la purée de pommes de terre ou donner de la rondeur au velouté de courgettes, cap sur un trait de crème végétale (soja, riz...), à trouver au rayon diététique des grandes surfaces ou en magasins bio. Le lait de coco fonctionne aussi très bien !**

# Profil 2 : Le mangeur déséquilibré

Vous mangez trop de crudités et trop d'aliments complets riches en fibres irritantes – en pensant bien faire, puisque ce sont des aliments healthy –, trop d'aliments qui fermentent (choux, légumes secs...) ou bien trop de sucres raffinés et de produits industriels responsables de dysbioses. Dans tous les cas, le bilan est le même : vous gonflez et souffrez de douleurs abdominales. Il faut rééquilibrer tout ça !

## Vos trois objectifs principaux

1. **Ne pas manger trop de légumes ni de fruits crus,** mais sans les exclure non plus complètement de vos menus. Préférez-les cuits, pochés ou moulinés en soupes, compotes...
2. **Oublier les produits industriels,** en particulier les pains, biscuits, céréales de petit déjeuner et plats cuisinés. Préférer des produits bruts (pain au levain du boulanger, muesli floconneux, plats maison à base d'ingrédients nature...).
3. **Limiter le sucre et les produits sucrés :** en dessert, préférez les laitages et les fruits. Si vous avez envie d'une touche gourmande, ajoutez un peu de chocolat noir râpé ou d'amandes effilées dorées.

## Une semaine de menus équilibrés

### Jour 1

| Petit déjeuner | Déjeuner | Dîner |
|---|---|---|
| Boisson chaude sans sucre ni édulcorant<br>Porridge de flocons d'avoine au lait d'amande<br>Compote de pommes à la cannelle | Salade de haricots verts, huile d'olive et jus de citron<br>Moules à la tomate, riz basmati au curcuma<br>Yaourt végétal au lait d'amande | Velouté de carottes au cumin<br>Quinoa aux dés de courge rôtis et au tofu<br>Banane bien mûre |

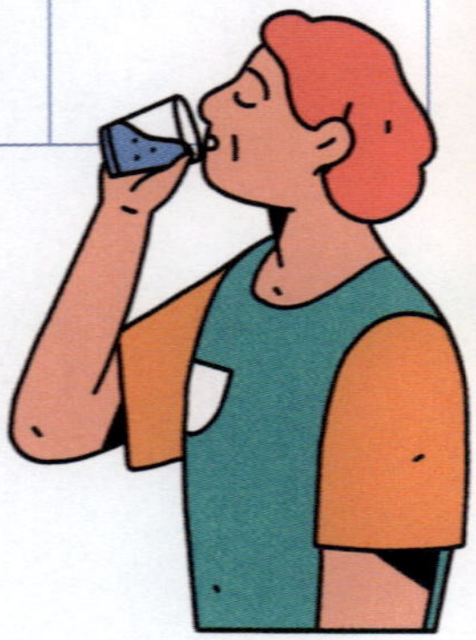

**LE BON CONSEIL DE Dr.Good!**

**On commence par une journée tout en douceur pour les intestins : zéro crudité, pas de laitages ni d'aliments qui fermentent. Et on ajoute une infusion de fenouil à midi et une infusion de menthe le soir, pour faciliter la digestion et lutter contre les ballonnements.**

## LE BON CONSEIL DE Dr. Good!

**Parfumez vos recettes avec des épices aux vertus carminatives, qui aident à limiter les ballonnements : cannelle, badiane, anis vert, cumin, fenouil... On les adopte du petit déj' au dîner : cannelle dans les compotes, cumin dans les crudités et purées, badiane avec les poissons...**

## Jour 2

| Petit déjeuner | Déjeuner | Dîner |
|---|---|---|
| Boisson chaude sans sucre ni édulcorant<br>Pain au levain, fine couche de beurre<br>Yaourt au soja<br>Compote pommes-rhubarbe | Asperges vapeur, huile de noix et vinaigre de cidre<br>Œufs au plat, nouilles de riz<br>Yaourt au bifidus, chocolat noir râpé | Salade de mâche, huile d'olive et vinaigre de cidre<br>Saumon en papillote à la badiane, purée de pommes de terre et céleri rave<br>Poire pochée aux épices (cannelle, badiane, girofle, vanille...) |

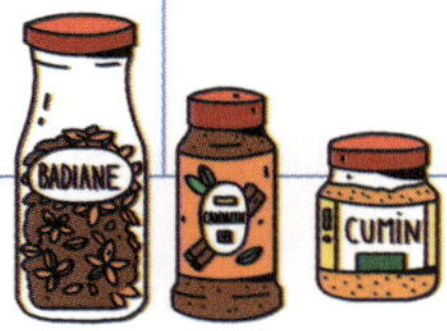


## Jour 3

| Petit déjeuner | Déjeuner | Dîner |
|---|---|---|
| Boisson chaude sans sucre ni édulcorant<br>Porridge de chia au lait d'amande<br>½ mangue | Salade d'endives aux éclats de noix<br>Blanc de poulet grillé, lentilles corail<br>Compote pommes-rhubarbe | Velouté de patates douces au curry<br>Jambon blanc, julienne de légumes (carotte, panais, céleri...)<br>Yaourt au bifidus au coulis de fruits rouges |

## LE BON CONSEIL DE Dr. Good!

**Ne boudez pas les lentilles, elles sont excellentes pour le transit et la bonne santé des intestins. Mais préférez les corail, plus faciles à digérer que les vertes. Et ajoutez-leur un peu de cumin ou des herbes ciselées : coriandre, basilic, menthe, etc., qui facilitent la digestion.**

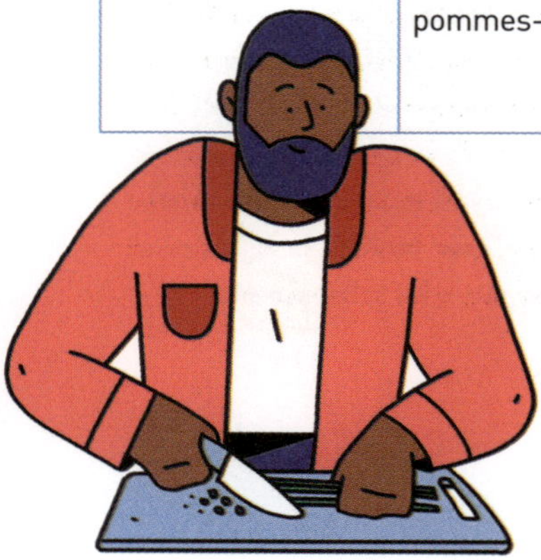

## LE BON CONSEIL DE Dr.Good!

**Vous avez l'habitude de dégainer un plat surgelé ou une pizza quand vous manquez de temps le soir ? Optez plutôt pour la solution salade : les œufs mollets cuisent en six minutes, le riz basmati en quinze : avec quelques dés de légumes, votre repas est prêt presque aussi rapidement, sera infiniment plus digeste, et garanti sans additifs.**

### Jour 4

| Petit déjeuner | Déjeuner | Dîner |
|---|---|---|
| Boisson chaude sans sucre ni édulcorant<br>Bol de lait d'amande<br>Pain au levain, fine couche de beurre<br>Banane | Salade de fenouil cuit à l'huile d'olive, copeaux de parmesan et jus de citron<br>Filet de colin, épinards à la crème végétale<br>Yaourt végétal au lait de coco | Velouté de légumes à la coriandre<br>Salade niçoise (riz, dés de tomate et de concombre, œufs mollets, persil, huile d'olive et citron)<br>Compotée d'ananas |

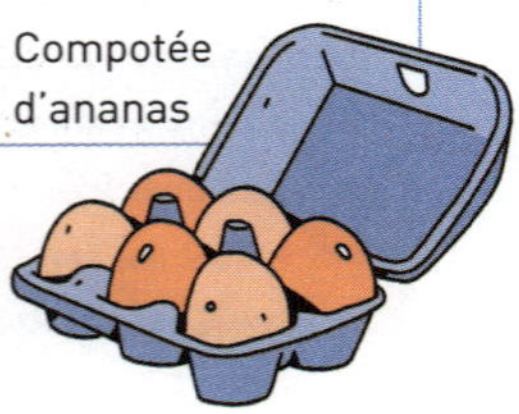

### Jour 5

| Petit déjeuner | Déjeuner | Dîner |
|---|---|---|
| Boisson chaude sans sucre ni édulcorant<br>Porridge de flocons d'avoine au lait de coco<br>Kiwi | Salade de carottes cuites au cumin, citron et olives vertes<br>Wok de crevettes aux germes de soja et spaghettis de sarrasin<br>Compote pommes-mangues | Artichaut vinaigrette (huile d'olive, aneth, jus de citron)<br>Poulet rôti aux herbes, quinoa<br>Salade d'orange à la menthe |

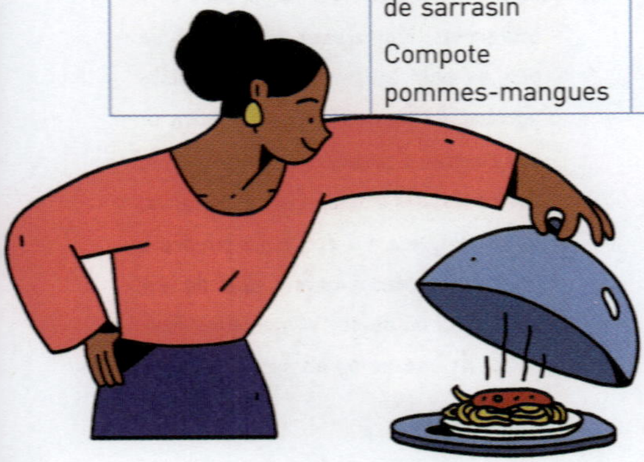

## LE BON CONSEIL DE Dr.Good!

**Vous mangez beaucoup de crudités ? Prenez l'habitude de les remplacer autant que possible par des légumes cuits, servis froids et assaisonnés avec une vinaigrette maison. Dans le menu ci-contre, les carottes cuites remplacent des carottes râpées : elles seront beaucoup plus douces pour l'intestin.**

## LE BON CONSEIL DE Dr. Good!

**Peur de ballonner en mangeant du chou-fleur ? Choisissez-le tout d'abord tout frais, bien blanc, et non avec des feuilles molles. Plongez-le quelques minutes dans l'eau bouillante, puis égouttez-le, de façon à éliminer une partie des composés soufrés responsables des ballonnements. Enfin, faites-le cuire à votre goût puis ajoutez quelques pincées de cumin.**

### Jour 6

| Petit déjeuner | Déjeuner | Dîner |
|---|---|---|
| Boisson chaude sans sucre ni édulcorant<br>Lait végétal, muesli sans sucre ajouté<br>Compotée d'abricots à la cannelle | Salade de tomates à la coriandre<br>Rôti de porc, chou-fleur<br>Framboises aux amandes effilées | Salade de pousses d'épinards, huile d'olive et citron<br>Pavé de cabillaud au thym, purée de potiron<br>Pomme cuite au four à la cannelle |

### Jour 7

| Petit déjeuner | Déjeuner | Dîner |
|---|---|---|
| Boisson chaude sans sucre ni édulcorant<br>Lait végétal<br>Pain au levain, fine couche de beurre<br>Compote de pommes et fruits rouges | Salade de concombre à la menthe<br>Pavé de bœuf, polenta et ratatouille<br>Yaourt au lait de coco aux dés de kiwi | Gaspacho de betteraves au cumin<br>Saumon fumé, riz et fenouil braisé<br>Mangue rôtie aux épices |

## LE BON CONSEIL DE Dr. Good!

**L'après-midi, vous avez l'habitude de manger quelques biscuits sans sucre pour le goûter ? Attention : les polyols, utilisés à la place du sucre, sont très indigestes. Mieux vaut opter pour un peu de pain au levain et une petite portion de fromage, une compote et une poignée d'amandes, ou encore un ou deux pancakes maison (125 g de farine semi-complète + 1 c. à c. de poudre à lever + 2 jaunes d'œufs + 15 cl de lait + 2 blancs en neige) et quelques rondelles de banane ou un ou deux carrés de chocolat noir.**

# Profil 3 : Le constipé

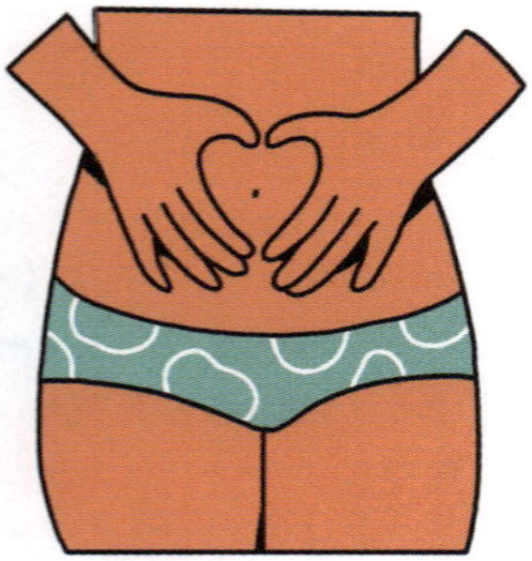

Vous allez à la selle une ou deux fois par semaine, avec en plus des difficultés d'évacuation, et vous souffrez de ballonnements non-stop, avec la sensation d'être gonflé en permanence. Vos vêtements sont serrés à la taille, et vous vous sentez mal. Ce qui ne vous incite pas non plus à aller faire du sport alors que cela vous serait profitable, bref, c'est un cercle vicieux.

## Vos trois objectifs principaux :

1. **Reprendre un minimum d'activité physique.** Pas besoin d'en faire des tonnes, marcher 10 000 pas par jour à un bon rythme vous sera déjà très bénéfique.

2. **Mettre des fibres au menu.** Il est probable que votre assiette fasse plutôt la part belle aux pâtes et au riz blancs, et ne soit pas très bien fournie côté crudités ou légumes secs… On réintègre ces derniers !

3. **Boire 1,5 litre par jour,** qu'il s'agisse d'eau minérale riche en magnésium ou de soupes, d'infusions… Si vous n'en aimez pas le goût, n'hésitez pas à ajouter un filet de jus de citron, à préparer des eaux infusées à froid. Sans sucre, mais avec des cubes de fruits frais et des aromates.

## Une semaine pour relancer le transit

### Jour 1

| Petit déjeuner | Déjeuner | Dîner |
|---|---|---|
| Boisson chaude sans sucre ni édulcorant<br>Yaourt au bifidus<br>Pain au levain, fine couche de beurre<br>Compote de pommes et pruneaux (ou un verre de jus de pruneau) | ½ avocat au citron et à la ciboulette<br>Escalope de dinde aux herbes, patates douces<br>Kiwi | Velouté de carottes<br>Assiette veggie : riz basmati, haricots rouges, miettes de feta, mâche, éclats de noix<br>Fromage blanc aux fruits rouges |

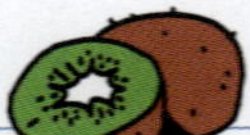

**LE BON CONSEIL DE**

**Dr.Good!**

**Pensez à toujours avoir avec vous une bouteille d'eau, ou préparez-vous une gourde d'infusion bénéfique au transit (chicorée, mauve…) à boire dans la journée (selon votre tolérance).**

## Jour 2

| Petit déjeuner | Déjeuner | Dîner |
|---|---|---|
| Boisson chaude sans sucre ni édulcorant<br>Porridge aux flocons d'avoine<br>Myrtilles | Salade d'endives aux noisettes<br>Omelette aux champignons, pâtes semi-complètes<br>Yaourt au bifidus aux raisins secs | Salade de betteraves à l'aneth<br>Sardines, pommes de terre vapeur à la ciboulette<br>Salade d'orange à la menthe |

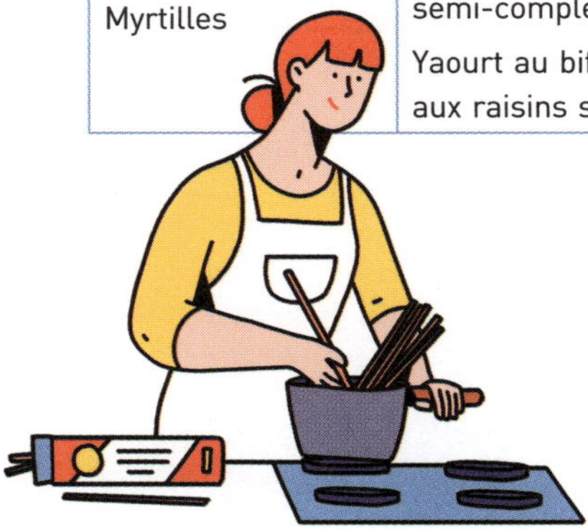

### LE BON CONSEIL DE Dr.Good!

**Selon votre tolérance digestive, optez pour des pâtes intégrales – préparées avec 100 % du grain, c'est-à-dire en conservant le son et le germe, contrairement à la version complète où le son est en partie retiré ainsi que le germe –, complètes ou semi-complètes, plus douces sur le plan digestif que les complètes et les intégrales, mais malgré tout plus riches en fibres que la version blanche.**

### LE BON CONSEIL DE Dr.Good!

**Choisissez un muesli sans sucre ajouté, mais intégrant dans sa recette des fruits séchés riches en fibres : figues, pruneaux, abricots, etc., ainsi que des amandes, des noisettes et des flocons de céréales type seigle ou blé complet.**

## Jour 3

| Petit déjeuner | Déjeuner | Dîner |
|---|---|---|
| Boisson chaude sans sucre ni édulcorant<br>Bol de lait demi-écrémé, muesli sans sucre ajouté<br>Poire | Poireaux vinaigrette aux graines de courge<br>Calamars à la tomate, riz semi-complet<br>½ mangue | Velouté de brocolis à l'estragon<br>Quinoa aux petits légumes et tofu poêlé<br>Yaourt au bifidus, filet de miel et éclats de noix |

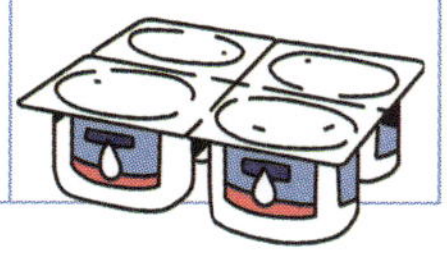

## Jour 4

| Petit déjeuner | Déjeuner | Dîner |
| --- | --- | --- |
| Boisson chaude sans sucre ni édulcorant<br>Fromage blanc aux dés de pomme<br>Pain au levain, fine couche de beurre | Salade de fenouil à l'huile d'olive et jus de citron<br>Jambon, gratin 3 choux (fleur, brocoli et romanesco) au parmesan<br>Faisselle au coulis de fruits rouges | Velouté de chou-fleur<br>Salade de lentilles, cubes de courgette poêlés et œufs mollets<br>Salade d'ananas à la menthe |

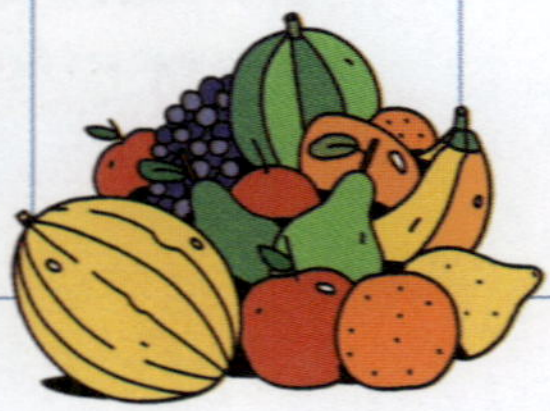

### LE BON CONSEIL DE Dr. Good!

**Pour les salades composées, la bonne idée consiste à remplacer les traditionnels riz, pâtes et pommes de terre par des lentilles, des haricots rouges ou des pois chiches, qui offrent le double de fibres. Version express : on opte pour des légumes secs en bocaux, qu'on rince simplement à l'eau avant d'égoutter et d'assaisonner.**

### LE BON CONSEIL DE Dr. Good!

**Si vous avez besoin d'un coup de pouce côté fibres, vous pouvez parsemer vos crudités ou laitages d'un peu de son d'avoine en paillettes (rayon diététique des grandes surfaces ou en magasins bio).**

## Jour 5

| Petit déjeuner | Déjeuner | Dîner |
| --- | --- | --- |
| Boisson chaude sans sucre ni édulcorant<br>Porridge de chia aux dés de pomme et de dattes | Salade de mâche aux noix<br>Saumon en papillote aux tomates cerise, sarrasin<br>Compote pommes-rhubarbe | Céleri râpé à l'huile de noix et vinaigre de cidre et noisettes torréfiées<br>Couscous de légumes (semoule, pois chiches, légumes cuits au bouillon)<br>Fromage blanc au coulis de mangue |

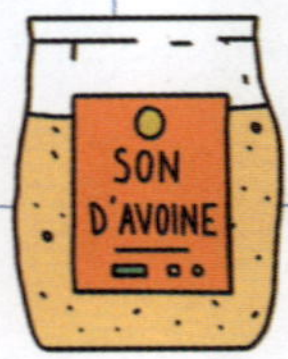

## Jour 6

| Petit déjeuner | Déjeuner | Dîner |
|---|---|---|
| Boisson chaude sans sucre ni édulcorant<br>Yaourt au bifidus, muesli sans sucre ajouté<br>Abricots | Radis à la croque, pain au levain légèrement beurré<br>Blanc de poulet, fondue de poireaux<br>Faisselle au miel et éclats de noix | Asperges vinaigrette<br>Filet de limande, épinards à la crème et riz semi-complet<br>Pomme cuite au four, cannelle et raisins secs |

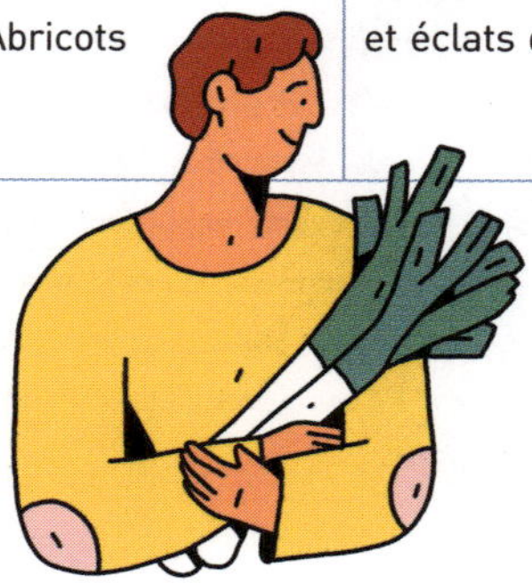

### LE BON CONSEIL DE Dr. Good!

**Le saviez-vous ? Tandis que les blancs de poireaux sont plus riches en fibres solubles, les verts sont plus riches en fibres insolubles. Pour le transit, on garde donc une partie des verts (et on ne les met pas direct à la poubelle).**

### LE BON CONSEIL DE Dr. Good!

**Outre leur richesse en fibres, les pruneaux sont aussi généreux en sorbitol, un sucre spécifique aux effets laxatifs. C'est de là que vient leur réputation dans ce domaine. Adoptez-les régulièrement en dessert (trois pruneaux, c'est parfait), après les avoir fait gonfler dans du thé chaud ou juste de l'eau chaude, pour une version sans théine.**

## Jour 7

| Petit déjeuner | Déjeuner | Dîner |
|---|---|---|
| Boisson chaude sans sucre ni édulcorant<br>Porridge de flocons d'avoine, fruits rouges | Salade d'endives aux dés de roquefort<br>Brochette d'agneau, boulgour et sauce au fromage blanc et aux herbes<br>Salade de fruits de saison à la vanille | Velouté de concombre à la menthe<br>Quiche aux légumes maison, salade verte<br>Fromage blanc et pruneaux trempés dans du thé |

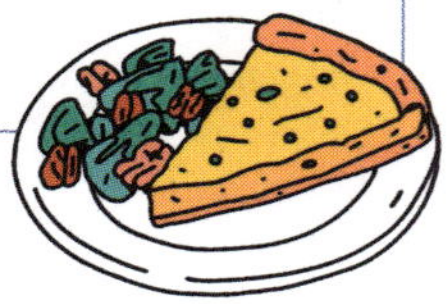

# L'ordonnance santé

**Prendre soin de son ventre, ce n'est pas difficile ! Petit récap des cinq points à retenir.**

1. ***On mange dans le calme,*** écrans éteints, assis à une table et non debout, en évitant les discussions houleuses.
2. ***On lutte autant que possible contre le stress,*** au moins en adoptant des techniques de relaxation quand on sent qu'un événement commence à nous retourner les boyaux.
3. ***On adopte le réflexe tisanes, à choisir selon son profil.*** On prépare une gourde le matin, et on boit sa tisane régulièrement tout au long de la journée.
4. ***On ne se retient pas :*** on va aux toilettes dès que le besoin se fait sentir.
5. ***On mise sur les épices carminatives*** à la fois pour relever nos plats et lutter contre les ballonnements.

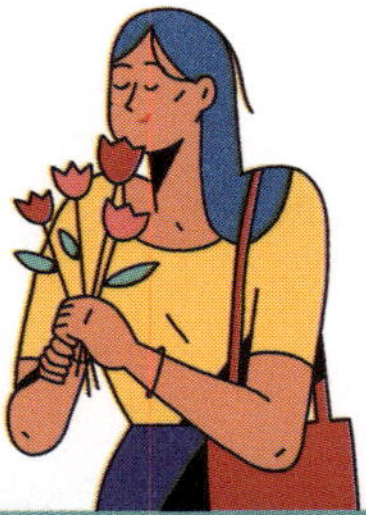

## On se revoit dans 6 mois...

**Prêts à revoir vos menus et vos habitudes de vie pour apaiser vos intestins ? Rendez-vous dans 6 mois, pour répondre à ces questions. Alors, où en êtes-vous, maintenant ?**

| | | |
|---|---|---|
| Vous avez limité les crudités si vous aviez l'habitude d'en manger deux fois par jour et beaucoup, et variez désormais avec davantage de légumes cuits. | OUI ☐ | NON ☐ |
| Vous avez remplacé les pâtes, le pain et le riz blancs par des équivalents complets ou semi-complets, bio. | OUI ☐ | NON ☐ |
| Vous prenez le temps de manger, de faire une vraie pause pour le déjeuner et de bien mastiquer. | OUI ☐ | NON ☐ |
| Vous avez découvert des produits lactofermentés et les avez intégrés de temps en temps dans vos menus. | OUI ☐ | NON ☐ |
| Vous avez adapté votre routine sportive : vous en faites un peu plus si vous n'en faisiez pas du tout, ou bien vous avez diminué les activités générant des chocs répétés au profit de sports plus doux. | OUI ☐ | NON ☐ |
| Vous avez pris le temps d'observer quels aliments vous faisaient ballonner, vous les avez depuis limités et vous vous sentez mieux. | OUI ☐ | NON ☐ |
| Vous vous massez régulièrement le ventre quand vous avez mal, et faites aussi des exercices de respiration antistress. | OUI ☐ | NON ☐ |
| Vous avez banni les produits transformés (sauces du commerce, plats cuisinés...), la *junk food* et les édulcorants de vos menus. | OUI ☐ | NON ☐ |

### Pour vous situer

**TOTAL DE OUI** ☐

- **Plus de 4 OUI :** Bravo, vous avez changé vos habitudes et vous devez forcément vous sentir mieux, moins ballonné et peut-être même mieux côté moral et joie de vivre ! Continuez comme ça !
- **Moins de 4 OUI :** Peut mieux faire, sans doute car vous aviez pas mal de choses à revoir. La bonne nouvelle étant que vous avez donc une grande marge de progression ! Retrouvez p. 33 la bonne ordonnance alimentation et vérifiez les points que vous avez délaissés.

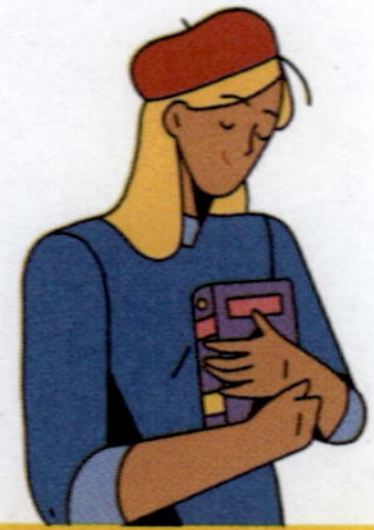

Pour en savoir plus

# Sites internet

- Institut national de la santé et de la recherche médicale (INSERM) : inserm.fr
- Institut national de recherche pour l'agriculture, l'alimentation et l'environnement (INRAE) : inrae.fr

# Bibliographie


- M. B. Roberfroid, « Prebiotics and probiotics : are they functional foods ? », *Am J Clin Nutr*, 2000.
- « Walnut consumption alters the gastrointestinal microbiota, microbially derived secondary bile acids, and health markers in healthy adults : a randomized controlled trial », *The Journal of Nutrition*, 2018.
- « Exercise and immune system as modulators of intestinal microbiome : implications for the gut-muscle axis hypothesis », *EIR 25*, 2019.
- Suez J. et *al.*, « Artificial sweeteners induce glucose intolerance by altering the gut microbiota », *Nature*, 2014.
- « The impact of the gut microbiota on human health : an integrative view », Cell, 2012.
- « Measuring Artificial Sweeteners Toxicity Using a Bioluminescent Bacterial Panel », *Molecules*, septembre 2018.
- « Local immune response to food antigens drives meal-induced abdominal pain », *Nature*, 2021.
- « Processed foods drive intestinal barrier permeability and microvascular diseases », *Science Advances*, mars 2021.
- « Use of shotgun metagenomics and metabolomics to evaluate the impact of glyphosate or Roundup MON 52276 on the gut microbiota and serum metabolome of sprague-dawley rats », *Environmental Health Perspectives*, janvier 2021.
- Gordon, « The gut microbiota as an environmental factor that regulates fat storage », Proc Natl Acad Sci USA, 2004.
- « Chronic gastrointestinal inflammation induces anxiety-like behavior and alters central nervous system biochemistry in mice », *Gastroenterology*, 2010.

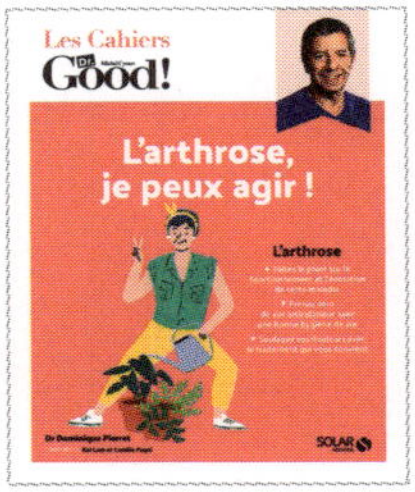

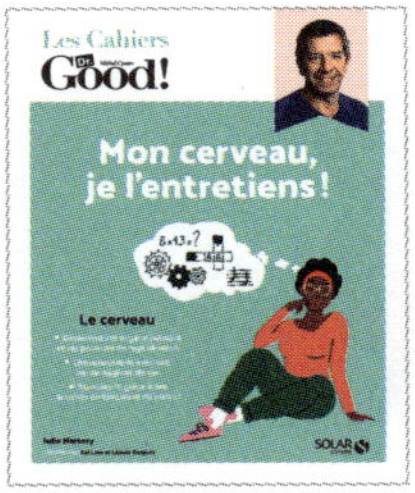

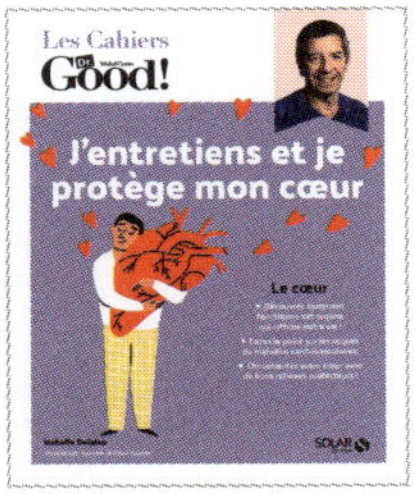

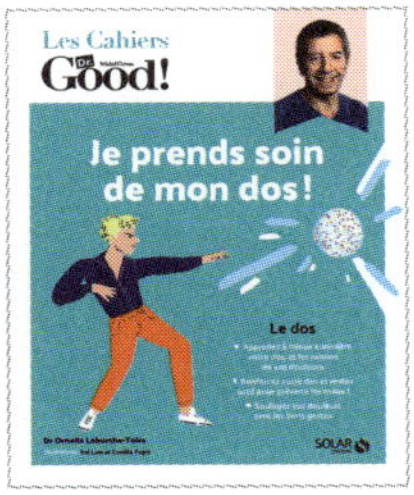

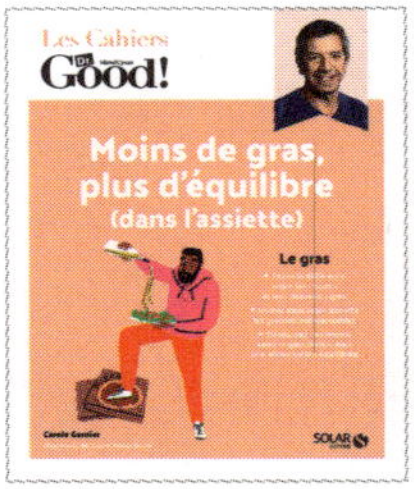

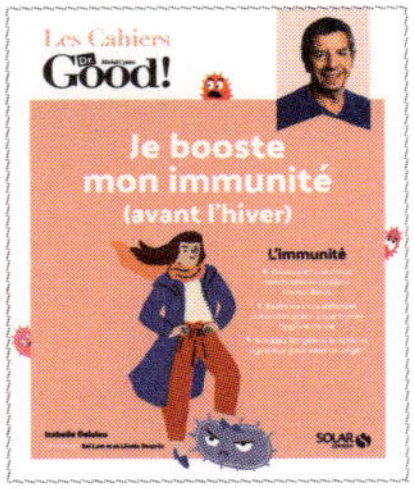

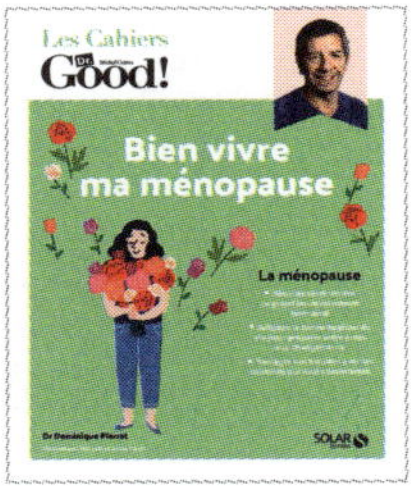

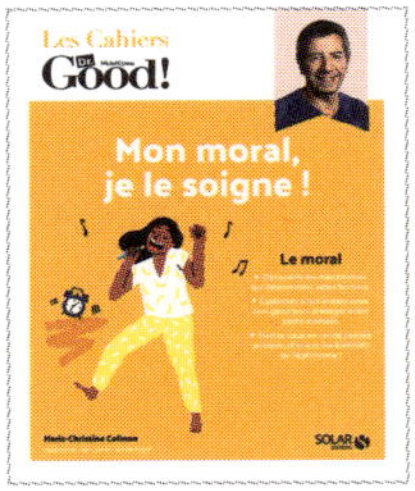

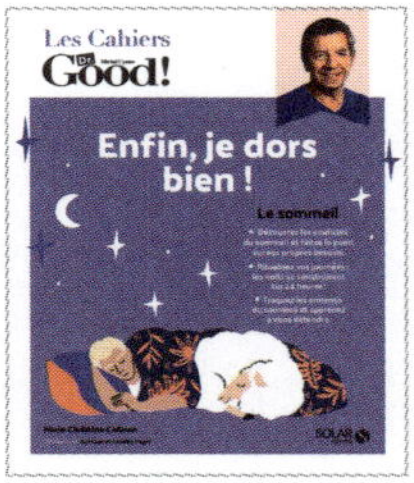

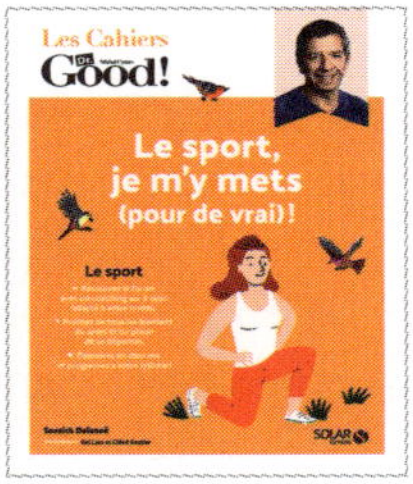

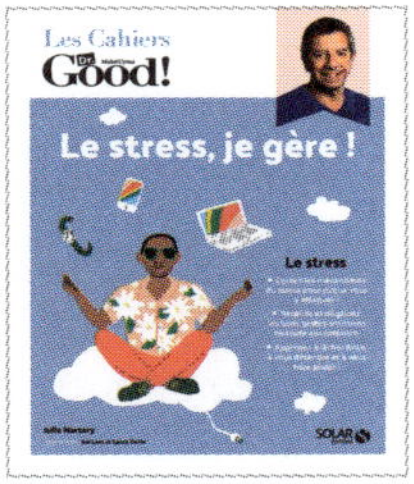

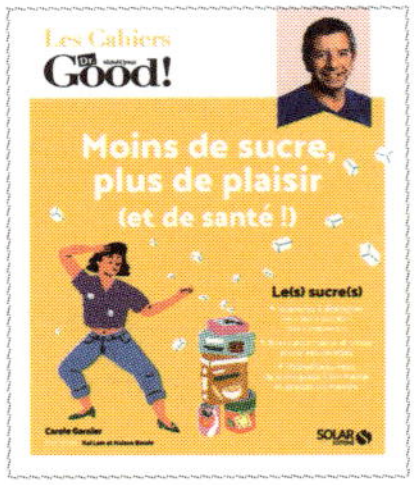

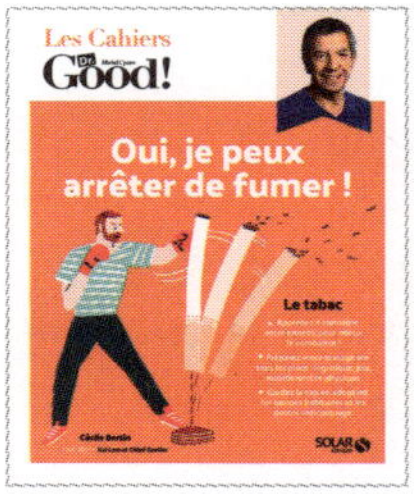

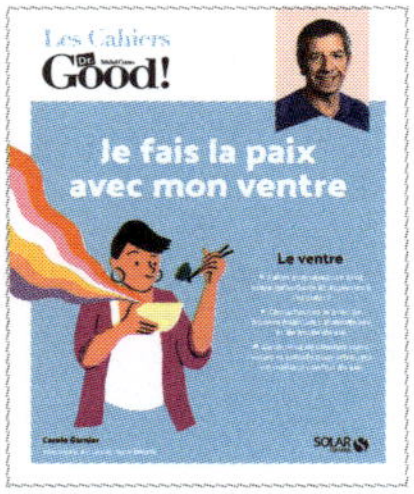

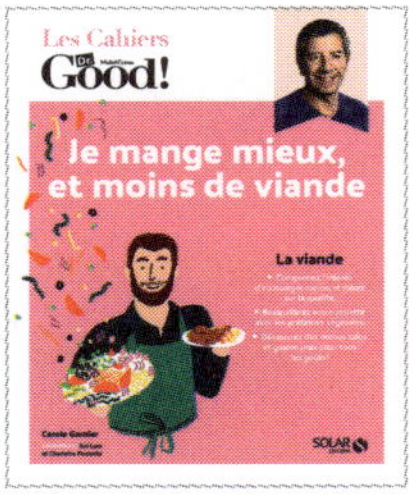

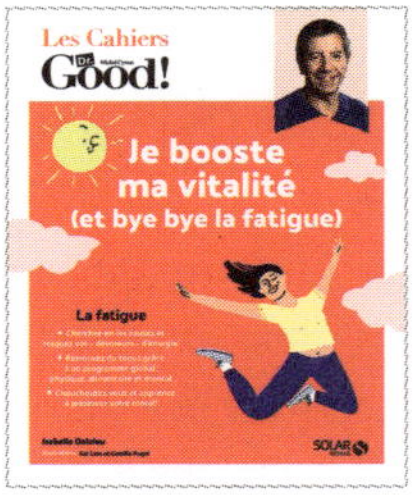


Direction : Jean-Louis Hocq
Direction éditoriale : Marion Guillemet
Collaboration éditoriale : Stéphane Dellazzeri
Responsable d'édition du projet : Lama Younès Corm
Suivi de production éditoriale : Camille Batschelet-Prieur
Conception de la maquette intérieure et de la couverture : Stéphanie Brepson
Photo de couverture : ©Alex Mahieu
Correction : Céline Derouet
Mise en pages et réalisation des illustrations des postures : Nord Compo
Fabrication : Laurence Duboscq



ISBN : 978-2-263-17518-3
Code éditeur : L17518
Dépôt légal : octobre 2021
Imprimé en France par Clerc

Solar, un département Edi8
92, avenue de France
75013 Paris